临床执业医师心电图轻松拿满分

程月仙 著

北京大学医学出版社

LINCHUANG ZHIYE YISHI XINDIANTU QINGSONG NA MANFEN

图书在版编目（CIP）数据

临床执业医师心电图轻松拿满分/程月仙著.
—北京：北京大学医学出版社，2016.1
ISBN 978-7-5659-1194-1

Ⅰ. ①临… Ⅱ. ①程… Ⅲ. ①心电图—医师—资格考试—自学参考资料 Ⅳ. ①R540.4

中国版本图书馆 CIP 数据核字（2015）第 186274 号

临床执业医师心电图轻松拿满分

著　：程月仙
出版发行：北京大学医学出版社
地　址：(100191) 北京市海淀区学院路 38 号　北京大学医学部院内
电　话：发行部 010-82802230；图书邮购 010-82802495
网　址：http://www.pumpress.com.cn
E - mail：booksale@bjmu.edu.cn
印　刷：北京画中画印刷有限公司
经　销：新华书店
责任编辑：高　瑾　**责任校对**：金彤文　**责任印制**：李　啸
开　本：710mm×1000mm　1/16　**印张**：7.25　**字数**：110 千字
版　次：2016 年 1 月第 1 版　2016 年 1 月第 1 次印刷
书　号：ISBN 978-7-5659-1194-1
定　价：25.00 元

前　言

在开始读本书前，请放弃过去对心电图学习的课本模式，抛下心电图难学的阴影，丢掉对临床执业医师读图考试的恐惧。随意翻开，从任何一个章节，开始你轻松愉悦的学习，1 小时后，你会发现，心电图原来挺简单的，自己水平提高很快。学习 6～10 小时后，大纲内容已尽在掌控之中。

作为一名心电图教学工作者，本人在多年的教学实践中，形成了自己独特的教学方法。尤其是近年在考前辅导过程中，对学生（学员）在读图中的困惑、易犯的错误了解甚多。对于需要提示、提醒、强调的知识点或技巧牢记于心。总结编著本书，目的是让大家用最短时间，收到最好效果。

作为一本应考书籍，既不应是教材的精简版，也不应成为单纯的练习题。应该是在围绕考试大纲的前提下，具备以下特点：

- 精炼浓缩知识点（本书“知识小结”）
- 指导考题分析步骤（本书“读图要点”“图例精讲”），
- 提供做题技巧、强调注意事项（本书“考点提示”）
- 重视实战演练（本书“强化练习”“真题模考”等）

这些正是本书特色。

特别说明

- 本书为应考书，非教程、教材，内容只围绕考试大纲内容。如系统学习，请阅读作者编著的《心电图入门教程》《心电图实践教程》等其他书籍。
- **本书中“读图要点”“考点提示”“答案解析”均只适用考试大纲范围内。临床实践中，心电图类别繁多，诊断分析更为复杂。**

附：临床执业医师实践考试大纲（心电图部分）

1. 正常心电图

2. 窦性心动过速

3. 窦性心动过缓

4. 房性期前收缩

5. 心房颤动

6. 阵发性室上性心动过速

7. 室性期前收缩

8. 室性心动过速

9. 心室颤动

10. 房室传导阻滞

11. 左、右束支传导阻滞

12. 左、右心室肥厚

13. 急性心肌梗死

程月仙

2015.10.2

目　录

第一单元　概　述

知识小结

一、概念

利用心电图机在体表记录到的心脏电活动随时间变化的曲线图形称为心电图。

二、临床价值

1. 对心律失常诊断意义最大。
2. 对心肌梗死有重要诊断意义。
3. 对房室肥大、电解质紊乱、药物影响等的辅助诊断。

考点提示

1. 由于在体表记录心脏电活动，可能受到肌电、交流电等的干扰和影响。读图时应注意辨别，如勿将干扰误认作心房颤动（图 1-1）。

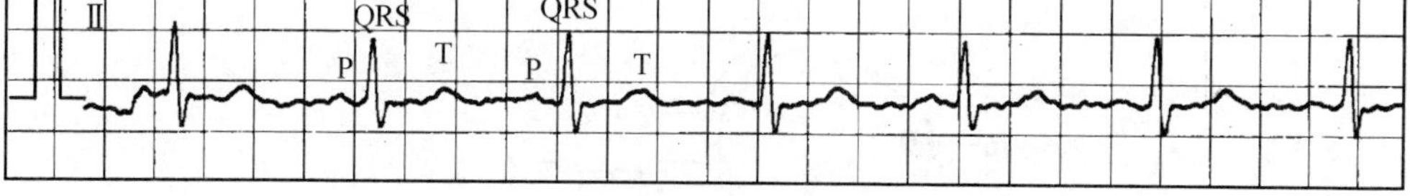

图 1-1　干扰心电图

2. 由于心电图最重要的临床价值体现在诊断心律失常方面，考题中最多见的是心律失常，其次是心肌梗死（心梗）。其他诊断，心电图只作为辅助，临床及其他辅助检查意义更大，故考题涉及少，诊断时要慎重。

第二单元　心电图基础

专题一　心脏电活动规律

知识小结

一、心肌概述

1. 特殊心肌——心脏传导系统（见图 2-1）

主要执行心脏的起搏与传导功能，心肌细胞少。

（1）窦房结：右房右上部，正常心脏起搏点。

（2）房室结：右房左下部，正常传导激动，也是最重要的潜在起搏点。

（3）希氏束：房室交界部位，正常传导激动。

（4）左右束支及其分支——浦肯野纤维：心室内，均传导激动。

2. 普通心肌　心房肌与心室肌。

主要执行收缩功能，实现心脏泵血。

3. 一定情况下，所有心肌均可以作为心脏潜在起搏点，产生异位起搏。

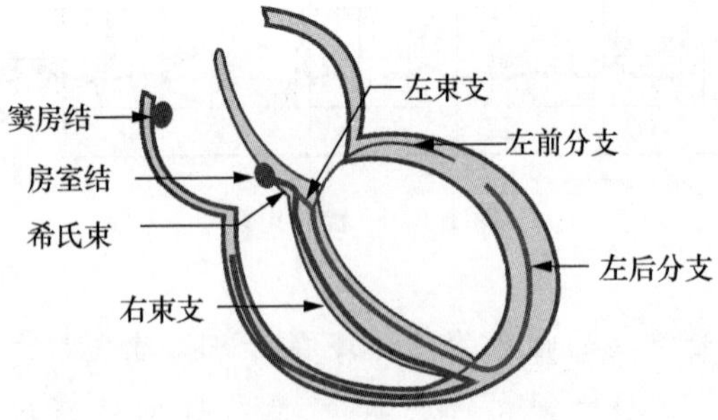

图 2-1　心脏传导系统

二、心电传导与心电图（见图 2-2）

窦房结-心房肌-房室交界区-心室肌

1. 窦房结　电活动不显示。
2. 心房肌　P 波。
3. 房室交界区　电活动不显示。
4. 心室肌　QRS-T 波。

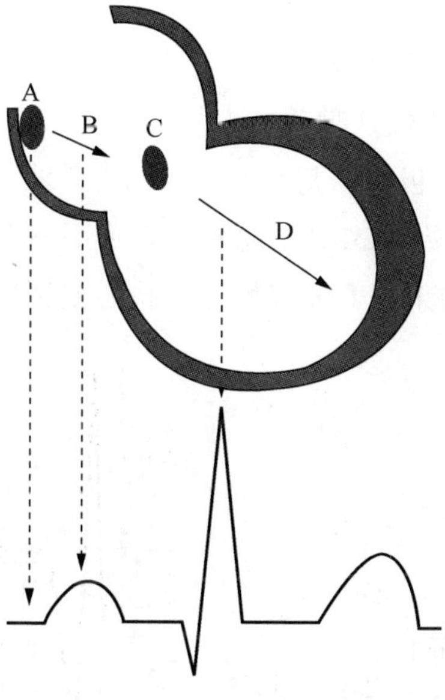

图 2-2　心电传导与心电图

A. 窦房结；B. 心房肌；C. 房室交界区；D. 心室肌

考点提示

1. 正常心电激动从心房下传心室，心电图上表现为心房 P 波、心室 QRS-T 波，是正常心电图必有的三个波，缺一不可，且 P-QRS-T 一定是顺序出现，不能颠倒。不符合上述两条，均不诊断为正常心电图。

2. 正常心电图中窦房结起搏，心电激动下传心室时，必经心房，所以定会有表示心房电的P波，如无P波，即非窦性，要排除前面带窦性（窦性心动过速、窦性心动过缓等）的备选答案，也不能选为正常心电图。

专题二　心电图基本图形与测量

知识小结

一、心电图基本图形（图 2-3）

1. P波　心房除极（激动）。
2. QRS波群　心室除极（激动）。
3. T波　心室快速复极（恢复）。
4. PR间期　P波起始→QRS波起始，表示房→室传导时间。
5. ST段　QRS波结束→T波起始，反映心室缓慢复极。

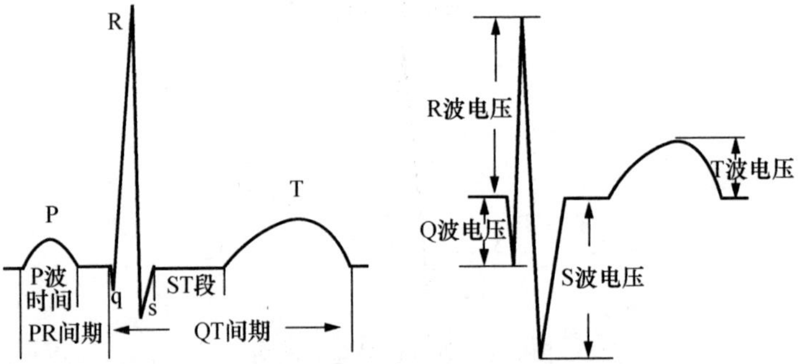

图 2-3　心电图各波形、波段的时间、电压测量示意图

二、QRS复合波群命名与书写（见图 2-4）

R波：QRS波群第一个向上的波。

q波：R波前向下的波。

s波：R波后向下的波。

QS 波：无 R 波，只有向下的波。

R′波：R 波后第二个向上的波。

振幅（波形）较大者大写，较小者小写。

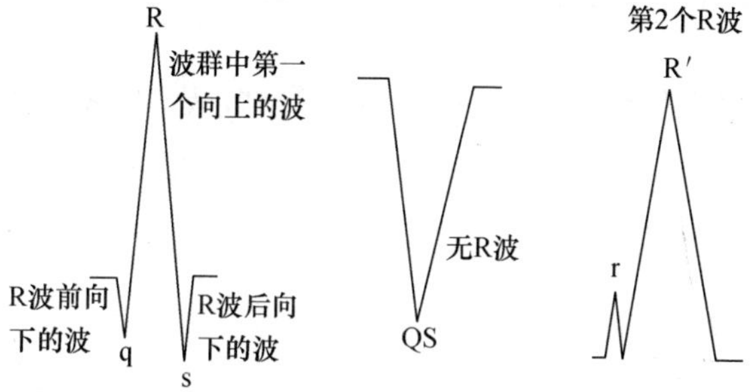

图 2-4　QRS 波群命名

三、心电图记录纸（见图 2-5）

常规：纸速为 25mm/s；定标电压为 1mV＝10mm。

横向（时间）：1 小格——0.04s，1 大格——0.2s。

纵向（电压）：1 小格——0.1mV，1 大格——0.5mV。

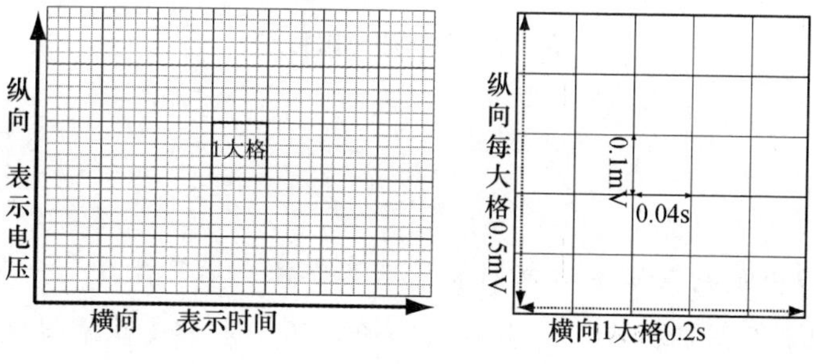

图 2-5　心电图记录纸

考点提示

1. R 波可大、可小，也可无，只要方向向上即为 R 波，如 QRS 波群中有两个向上的波，第二个称为R′波。认识R波，是辨认Q波的基础。

2. 务必学会区分Q波（R波前）与S波（R波后），不认识Q波，无法诊断心梗。单纯心电图判断心梗，必须有异常Q波。

3. QS波多与Q波意义同，也可用于判断心梗。

专题三　正常心电图的基本特点

知识小结

1. 节律整齐　RR（PP）间期相等（图2-6）。

2. 心率正常　60～100次/分，RR间期0.6～1.0s（3～5大格）。

3. P、QRS、T波规律顺序出现，每搏基本相同。

4. 时间正常　P、QRS波<0.12s（3小格）；PR间期：0.12～0.20s（3～5小格）。

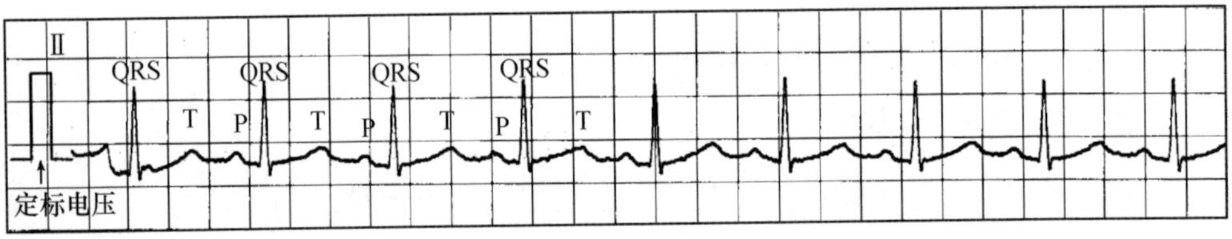

图2-6　正常心电图特点

考点提示

1. 以上四条是判断正常心电图最基本的条件，不符合任何一条，均非正常心电图（图2-7至图2-9）。但达到以上四条，不一定都是正常心电图。

2. 节律判断　一般指QRS节律，选择长导联（心搏多），肉眼观察每两个R波尖的距离（RR间期）即可，不需用分规测量，微小的肉眼看不出的不齐在正常允许范围。P波与QRS波不呈固定关系时，需分别看P波节律与QRS波节律。

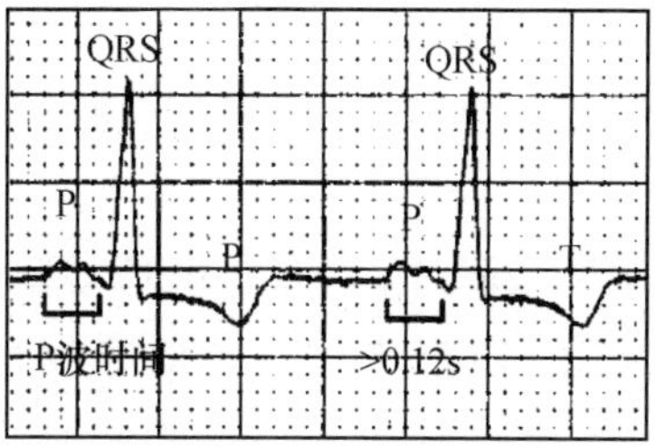

图 2-7　P 波增宽

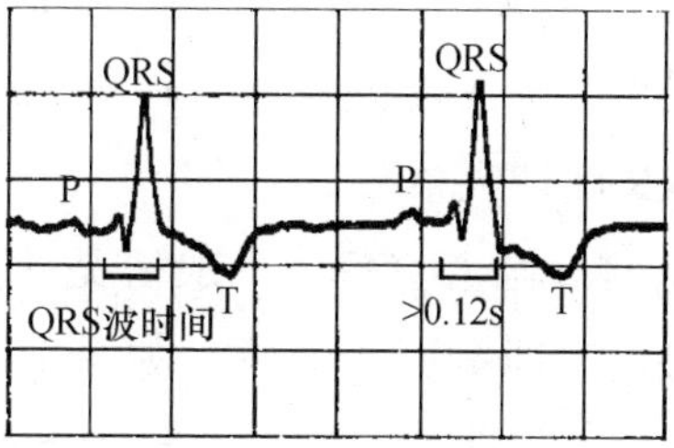

图 2-8　QRS 波群增宽

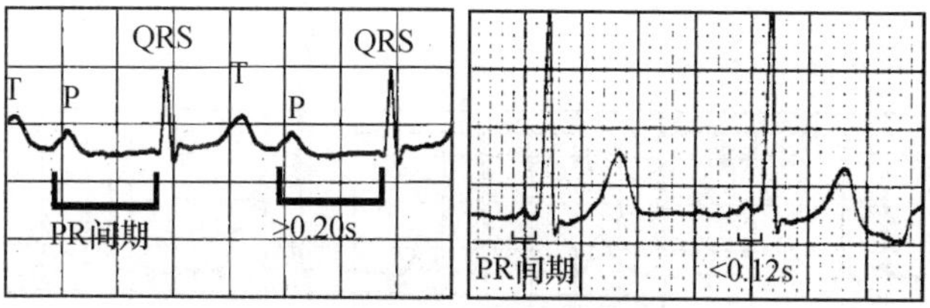

图 2-9　PR 间期异常

（左图 PR 间期延长，＞0.20s；右图 PR 间期缩短，＜0.12s）

轻松记忆

1. 律齐率适三波顺

（节律齐、心率正常、P-QRS-T 顺序出现）

2. 时间正常 3、5 格

（P、QRS 均小于 3 小格，PR 间期 3～5 小格，RR 间期 3～5 大格）

读图要点

1. 辨认 P、QRS、T　首先找 QRS 波，窄而高尖的波群为 QRS 波群，其前低而小的波为 P 波，其后的波为 T 波。正常 T 波可大可小，且双肢不对称，前缓后陡。但 P 波一般是小的。

如为 12 导联图，选择波形高的导联（一般为Ⅱ导联），在 P 波与 T 波辨别困难时，观察胸导联，T 波在胸导联通常较宽大。

2. 心率判断 选择长导联，计数 RR 间期大格数，正常为 3～5 大格，超出即为异常。大于 5 大格，为心动过缓。小于 3 大格，为心动过速。心率估算为 300/RR 间期大格数。

3. 心房率与心室率 一般情况下，P 波与 QRS 波群顺序出现，频率相同，只计算心室率即等同于心率；如果 P 波与 QRS 波群不同步，应分别计算心房率与心室率，计算心房率时，用 PP 间期（相邻两 P 波起始点间的时间）代替 RR 间期。

图例精讲

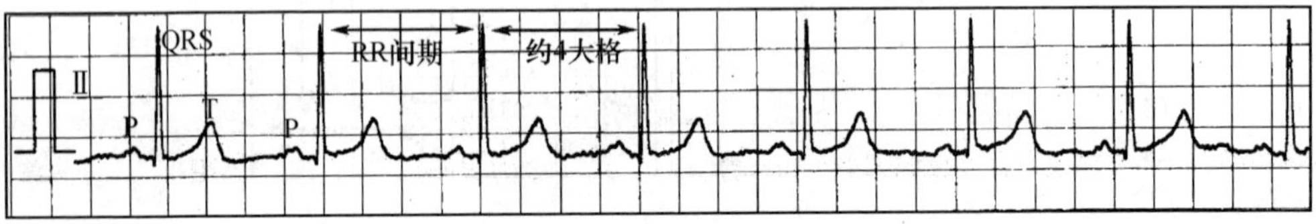

图 2-10 心电图示例

分析步骤：

1. 心律：整齐。
2. 心率：RR 间期约 4 大格，75 次/分，为正常心率。
3. P、QRS、T 波规律顺序出现。
4. 时间：P、QRS 波时间＜3 小格；PR 间期约 4 小格，均正常。

强化练习

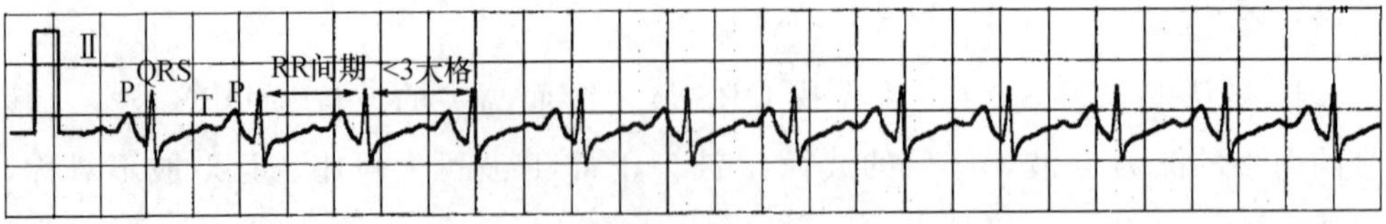

练习图 2-1 心率估算

答案：

①节律齐；②P、QRS、T 波顺序出现；③时间正常。

异常点：RR 间期小于 3 大格→心动过速。

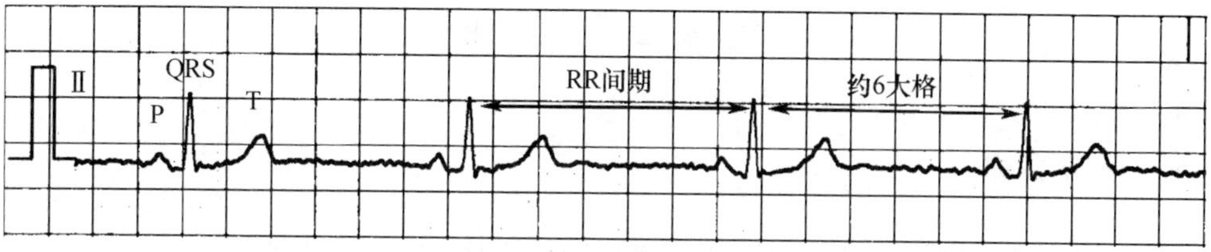

练习图 2-2 心率估算

答案：

①节律齐；②P、QRS、T 波顺序出现；③时间正常。

异常点：RR 间期大于 5 大格→心动过缓。

第三单元　心律失常

专题一　概述

一、正常心律

1. 心搏频率正常　60～100 次/分（包括心房率、心室率）。

2. 心搏节律整齐　包括心房律、心室律。

3. 心电活动正常

（1）心脏起搏正常（窦房结起搏——窦性心律）。

（2）传导顺序正常（房→房室交界区→心室，P-QRS-T 波顺序出现）。

（3）传导时间正常（P、QRS 波＜0.12s；PR 间期：0.12～0.20s）。

二、心律失常类型

1. 窦性心律失常　指起搏点正常（窦房结），但起搏频率、节律等异常。包括心动过速、心动过缓、心律不齐、窦性停搏等。

2. 异位起搏　窦房结以外的部位起搏。

（1）按异位起搏点位置，分为房性、室性、交界性。

（2）按异位起搏多少，分为异位起搏、异位心律。

①如大部分为窦性，偶然或少数为异位，常表现为期前收缩（异位起搏点提前激动）、逸搏（异位起搏点延后激动）等。

②如全部（或几乎全部）为异位，为异位心律，如异位心动过速（快）、逸搏心律（慢）、扑动和颤动。

3. 传导异常

（1）传导阻滞：窦房传导阻滞、房内传导阻滞、房室传导阻滞、室内传导阻滞。

（2）传导途径异常：预激综合征。

专题二　窦性心律与窦性心律失常

知识小结

一、窦性心律

1. 有 P 波，且规律出现。

2. P 波方向正常　Ⅰ、Ⅱ、aVF 导联向上，aVR 导联向下（可简化为Ⅱ导联向上、aVR 导联向下）。

二、正常窦性心律

窦性特点，心率 60～100 次/分，律齐。

三、窦性心动过速（窦速）

窦性特点，心率＞100 次/分。

四、窦性心动过缓（窦缓）

窦性特点，心率＜60 次/分。

考点提示

判断窦性心律（窦速、窦缓、正常）注意以下几项：

1. 必须有 P 波，且 P 波方向正常。

2. P 波方向正常与否，要与导联相匹配（该向上的向上，该向下的向下），而不是看绝对方向。

3. 如只给出单导联心电图，标有Ⅱ（或 aVR）导联，有规律向上（aVR 为向下）的 P 波即为窦性心律。

4. 如为 12 导联，需看四个导联，即Ⅰ、Ⅱ、aVF 导联向上，aVR 导联向下方可定为窦性。

5. P 波的宽窄高低、其他波段的正常与否与窦性心律的判断无关。

6. 如为 12 导联各只有一搏，排除窦速、窦缓选项，因一搏无法判断心率；但可以是正常心电图。

7. 如图形无导联标记，不能判断窦性。

理解记忆

一、窦性心律的理解

窦性心律是窦房结主导的心脏节律，窦房结下传激动，必经心房，定有 P 波。心房电激动从窦房结到房室结，为正常电传导方向，故 P 波方向正常。

二、有关 P 波方向的理解

1. 肢体导联意义　电极置于四肢，在额面不同方位记录心电活动（即可见上下左右）。

2. 心房电传导方向　窦房结（右房上部）→心房→房室结（即从右上向左下）。

3. 导联与心电图方向　导联正极方向（图中箭头）与电传导方向一致，波形向上；与电传导方向相反，波形向下。

4. 心房电激动（P 波）方向　与Ⅱ导联最一致（P 波向上）、与 aVR 导联

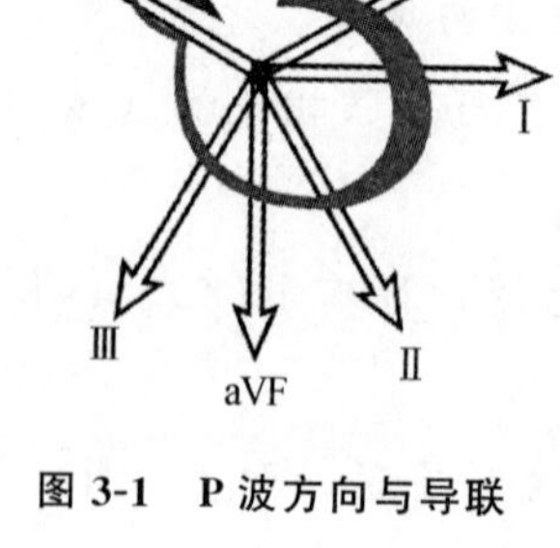

图 3-1　P 波方向与导联

最相反（P 波向下），与 Ⅰ、aVF 导联比较一致（P 波向上）。

读图要点

1. 单（或有）长导联时，先看长导联，整体扫视，看节律是否整齐，频率快慢，P-QRS-T 波是否顺序出现（详见第一单元）。

2. 无 P 波排除窦性与正常心电图选项。

3. 有 P 波但方向不正常（与导联不相匹配），排除窦性与正常心电图选项。

4. P 波规律出现且方向正常，看其他异常点。

5. 判断窦速，要注意鉴别室上性心动过速（室上速），窦速心率多＜150 次/分，而室上速 160～240 次/分。

6. 查找其他异常点。

图例精讲

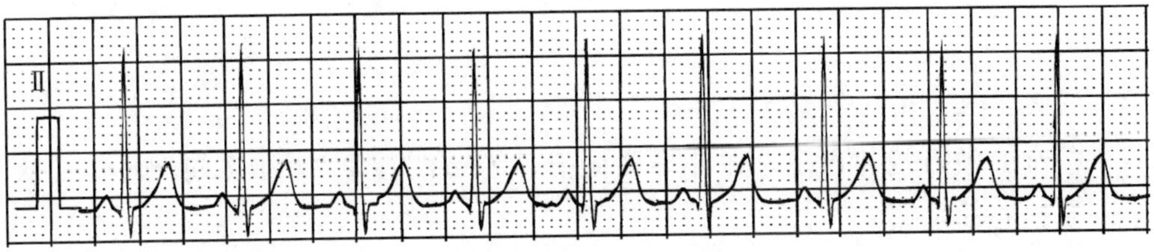

图 3-2　窦性心动过速

分析步骤：

1. 心律齐，P-QRS-T 波规律顺序出现→排除期前收缩（早搏），室上速，室性心动过速（室速），心房颤动（房颤），心室颤动（室颤），二度、三度房室传导阻滞。

2. P 波在Ⅱ导联向上，且规律出现，为窦性心律。RR 间期小于 3 大格→窦性心动过速。

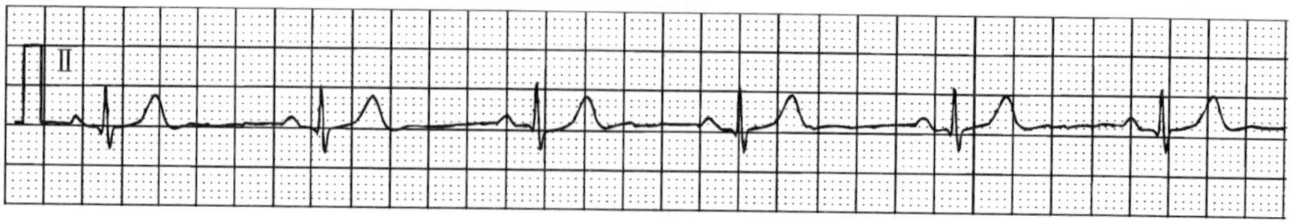

图 3-3 窦性心动过缓

分析步骤：同上，RR 间期大于 5 大格→窦性心动过缓。

强化练习

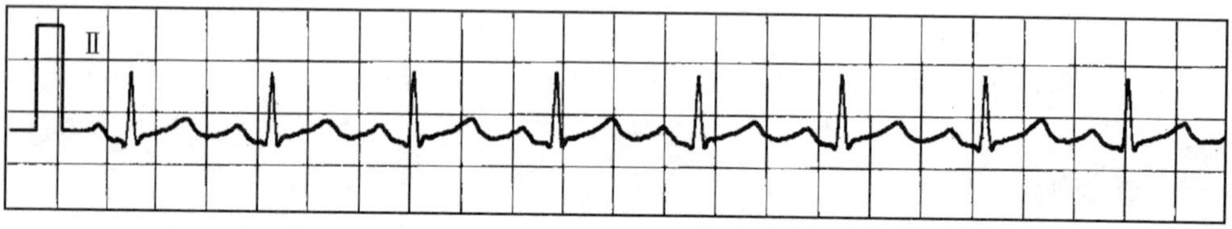

练习图 3-1

答案：

①有 P 波且规律出现，在Ⅱ导联向上，为窦性心律。②RR 间期小于 3 大格→窦性心动过速。

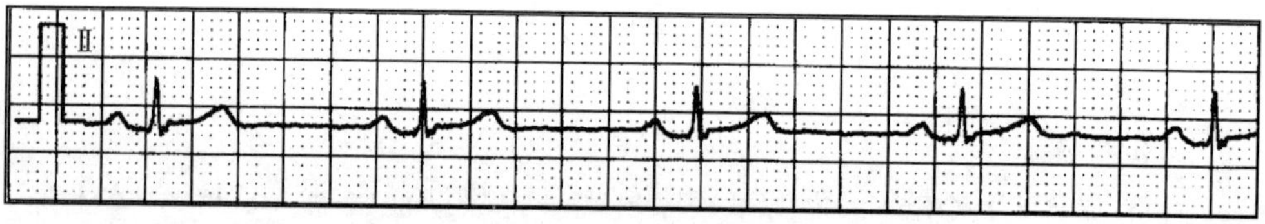

练习图 3-2

答案：

①有 P 波且规律出现，在Ⅱ导联向上，为窦性心律。②RR 间期大于 5 大格→窦性心动过缓。

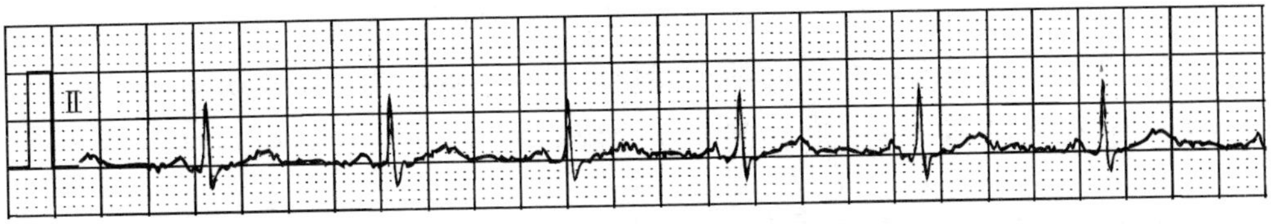

练习图 3-3

答案：

①有 P 波且规律出现，在Ⅱ导联向上，为窦性心律。②RR 间期 4 大格→正常窦性心律。

提示：勿将干扰波诊为房颤波，房颤是无 P 波的。

专题三 期前收缩（早搏）

知识小结

一、概念

异位起搏点提前发出的激动，又称早搏。

二、名词术语（图 3-4）

1. 联律间期（又称偶联间期、配对间期），早搏与其前窦性搏动之间的时距。

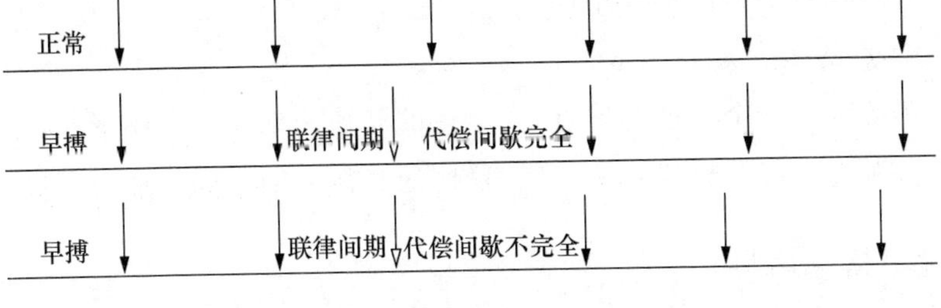

图 3-4 联律间期与代偿间歇示意图

2. 代偿间歇　早搏与其后窦性搏动之间的长间歇。

（1）代偿间歇完全：联律间期＋代偿间歇＝2 倍窦性心动周期。

（2）代偿间歇不完全：联律间期＋代偿间歇＜2 倍窦性心动周期。

三、分类（依据期前激动特点）

1. 起搏点部位　房性、室性、交界性。

2. 发生频率　偶发，频发（＞5 次/分）。

3. 发生规律（见图 3-5）。

（1）二联律：1 正常（窦性）＋1 早搏

（2）三联律：2 正常（窦性）＋1 早搏。

（3）成对（连发）：连续出现两个早搏。

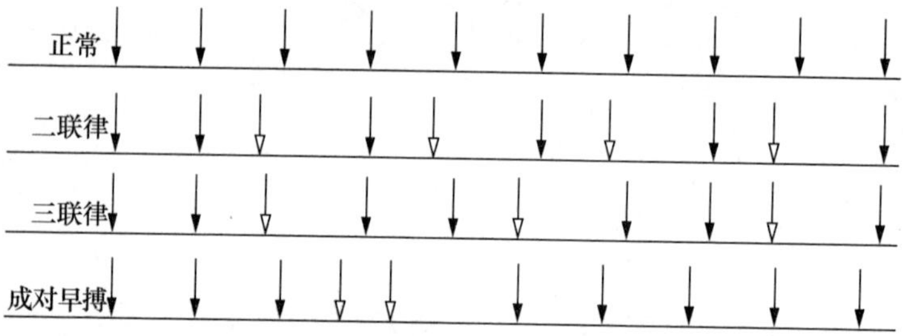

图 3-5　期前收缩发生规律示意图

4. 心电图形态

（1）单形性：早搏图形态相同。

（2）多形性：早搏图形态不同。

5. 起搏点的多少

（1）单源性（一个异位起搏点）。早搏的联律间期相同，图形相同。

（2）多源性（多个异位起搏点）。早搏的联律间期不同，形态不同。

四、房性早搏（房早）

1. 提前出现的 P′波（P′表示与窦性 P 波不同的 P 波，可正可逆）。

2. P′R 间期＞0.12s。

3. QRS-T 多正常（可无或有宽大畸形）。

五、室性早搏（室早）

1. 提前出现宽大畸形 QRS 波，T 波方向多与 QRS 主波方向相反。

2. QRS 波前无相关 P 波。

附 R on T 室早：如果室早的 QRS 波正好落在 T 波上，称 R on T 室早。是一种危险的室早，可以诱发室速、室颤等（见图 3-6）。

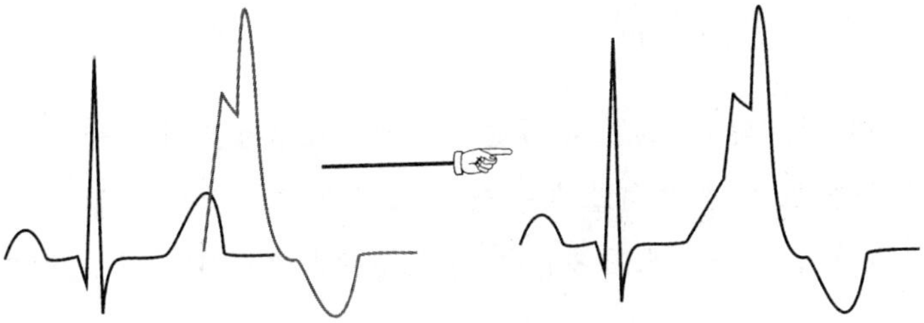

图 3-6　R on T 室早形成模式图

考点提示

1. 判断早搏　一定是提前，比预期提前。

2. 判断房早　提前的异常 P 波是关键，其后如有 QRS 波，该 PR 间期＞0.12s。其后有无 QRS 波，或 QRS 波是否宽大畸形，均不影响房早的判断。

3. 判断室早　提前的宽（异常）QRS 波为关键。确保其前无相关 P 波。

4. 判断二联律、三联律、多源、多形等早搏，房性、交界性、室性早搏均可出现，室早更多。联律诊断一般要求有三组及以上的规律。

5. 判断多源、多形早搏，有两种不同形态即诊断。

6. 测联律间期时，房早看 PP 间期，室早看 RR 间期。

7. 如果连续出现 3 个及以上的早搏，不再诊断早搏，诊断为异位心动过速。

理解记忆

一、早搏的理解

窦房结以外的其他部位，对正常起搏点（窦房结）抢权，趁窦房结正常休息间歇（或激动未到达时），异位起搏点提前发放激动，控制心脏。起搏点位置不同，记录为不同的早搏。

二、有关房早P波方向的理解

房早P波方向视起搏点的位置而定，起搏点位置偏右上，近窦房结（见图3-7右），电传导与窦性P波方向基本一致，但形态不同于窦性P波。起搏点偏左下，近房室结或在左心房（见图3-7中），电传导与窦性P波方向相反。

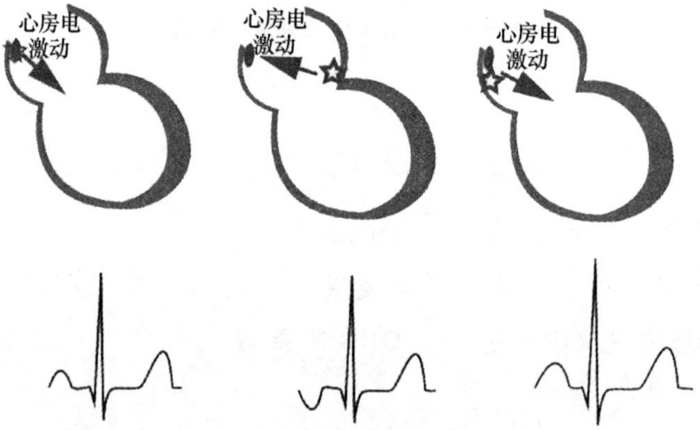

图3-7 房早不同P波形成机制示意图

左图：正常窦房结起搏；中图：房性起搏点（左下）：右图：房性起搏点（右上）

三、有关PR间期的理解

心电只要经房室交界区正常下传心室，由于房室结具有延搁的功能，PR

间期即大于 0.12s，无论异位起搏点在心房何位置，下传心室时都同窦性起搏，经房室交界，故 P′R 间期＞0.12s。

四、有关室早图形的理解

正常心室电激动（见图 3-8 左），是由房室交界区下传，经左右束支传至左右心室，故表现为窄 QRS 波（左右室同步快速传导）。室性异位起搏点起搏（见图 3-8 右），心室电激动是由起搏点向周围心室肌缓慢传导，传导时间延长，故为宽大畸形 QRS 波。在宽 QRS 波后，多继发 T 波异常。心室电激动多不能逆传至心房，故无 P′波。

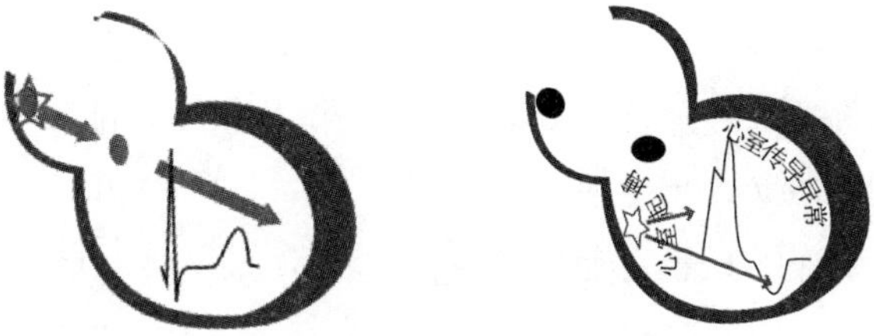

图 3-8　室早波形成机制示意图

读图要点

1. 长导联找规律时，先找出正常节律，方可发现不符合规律的部分，再判断是否提前。早搏的 PP 间期（或 RR 间期）多符合前短后长的特点。

2. 诊断为早搏后，确定部位，提前的为异常 P 波，且其 PR 间期＞0.12s，为房早。如提前的是宽大畸形的 QRS 波，为室早。

3. 注意早搏的多少、规律性、联律间期、形态是否一致。

4. 房早正向的 P′波与窦性 P 波可形态相似，有时不易辨认，可从 PP 间期的规律性及 PR 间期比较，房早的 P′R 间期多较长或短，且 PP 间期不符合正常规律，出现前短后长的特点。

5. 房性早搏的 P′波较早时，常与其前的 T 波叠加或融合，应仔细看早搏前的 T 波，与其前后正常 T 波详细对比。

6. 注意是否为 R on T 室早。

图例精讲

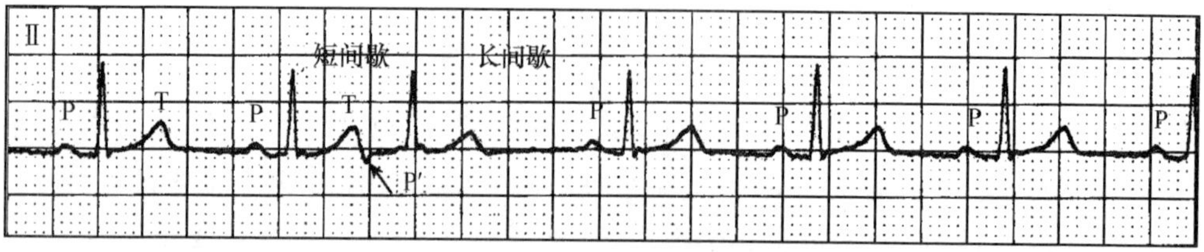

图 3-9 房性早搏

分析步骤：

1. 整体看节律，基本整齐，一处不齐（第 3 搏）→排除正常心电图。
2. 不齐处为提前激动→早搏。
3. 提前的波为逆行 P′波，且 P′R 间期>0.12s→房性早搏。

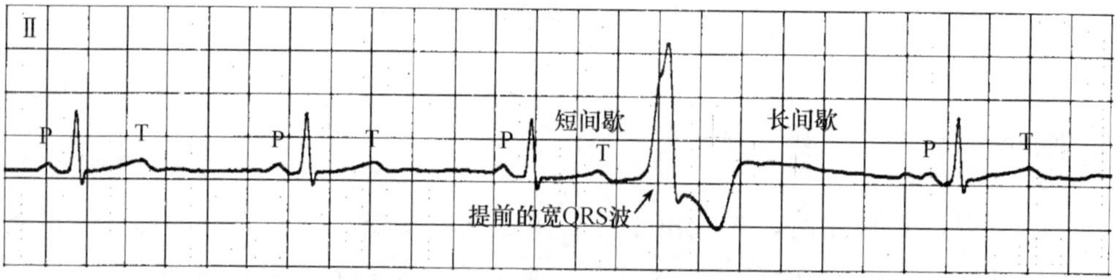

图 3-10 室性早搏

分析步骤：

1. 整体看节律，基本整齐，一处不齐（第 4 搏）→排除正常心电图。
2. 不齐处为提前激动→早搏。
3. 提前的波为宽 QRS 波群，前无 P 波→室性早搏。

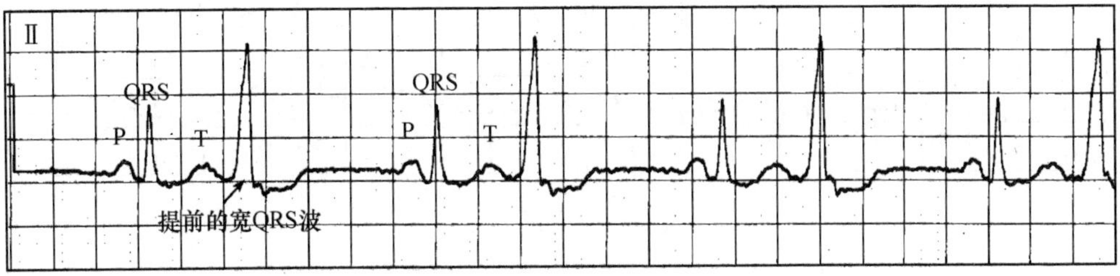

图 3-11 室性早搏（二联律）

分析步骤：

1. 节律不整齐→排除正常心电图。

2. 在每 2 个窦性搏动之间，有一提前激动（第 2、4、6、8 搏）→早搏。

3. 提前的波为宽 QRS 波群，前无 P 波→室性早搏。

4. 每个室性早搏形态相同，联律间期相同，为单源性室早。

5. 每个窦性搏动后接一个室性早搏，连续大于 3 组，为室早二联律。

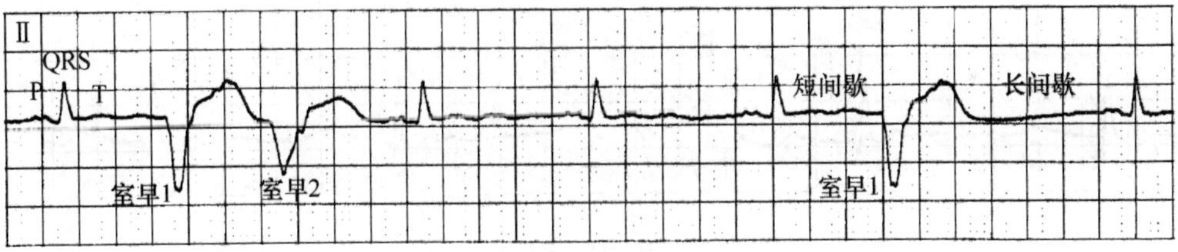

图 3-12 室性早搏（成对、多源）

分析步骤：

1. 节律不整齐→排除正常心电图。

2. 有提前激动（2、3、7 搏）→早搏。

3. 提前的波为宽 QRS 波群，前无 P 波→室性早搏。

4. 室早 1、室早 2 连续，为成对室早。第 2、第 7 搏（室早 1）联律间期相同，形态相同，为同一起搏点。室早 2（第 3 搏）与室早 1 形态不一，联律间期不等，为另一起搏点，故为多源室早。

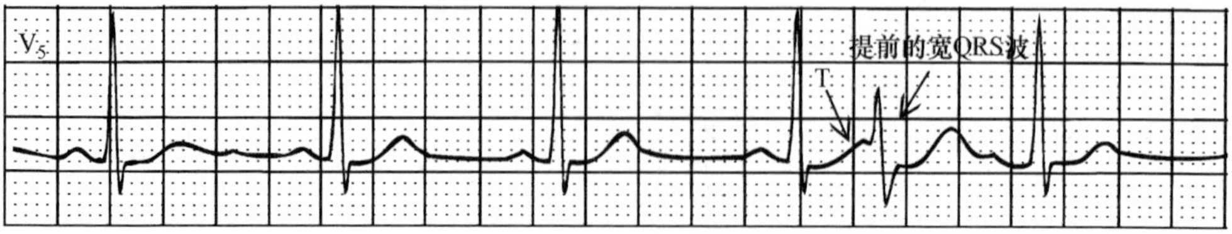

图 3-13　R on T 室早

分析步骤：

1. 整体节律基本整齐，一处不齐（第 5 搏）→排除正常心电图。
2. 第 5 搏提前激动→早搏。
3. 提前的波为宽 QRS 波群，前无 P 波→室性早搏。
4. 提前的宽 QRS 波落到 T 波上（与 T 波相融合），为 R on T 室早。

强化练习

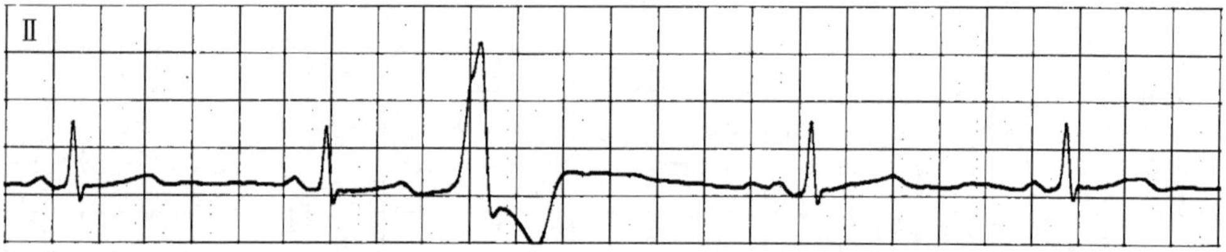

练习图 3-4

答案：

节律基本齐，第 3 搏为提前宽 QRS 波群→室性早搏。

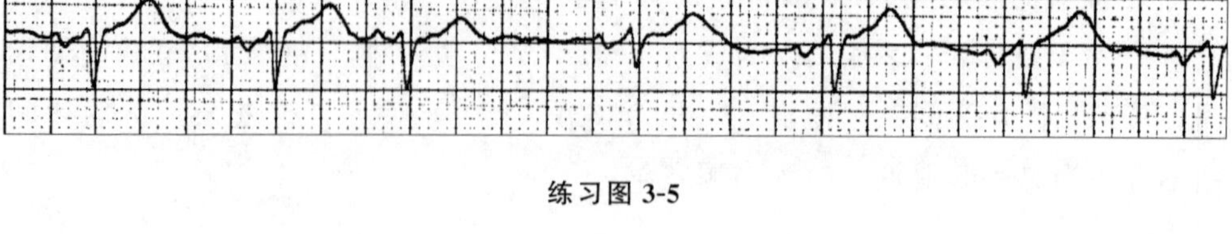

练习图 3-5

答案：

节律基本齐，第3搏提前，提前的波前有异常P波，且PR间期大于0.12s→房性早搏。

专题四　异位心动过速

知识小结

一、概念

指起搏点不在窦房结的心动过速，按部位可分为室上性（包括房性）、室性。

二、阵发性室上性心动过速

1. 节律绝对整齐。
2. 心室率快，多160～250次/分。
3. QRS波多正常，P波多无或不易辨认。

三、室性心动过速

1. 节律基本齐，可轻微不齐。
2. 心室率快，多140～200次/分。
3. QRS波宽大畸形，形态常不完全相同，T波与QRS主波方向相反。
4. 如发现P波，房室分离（心房率＜心室率，PR间期不固定），出现心室夺获或室性融合波即可确诊。

考点提示

1. 见到节律特别快且整齐的（RR间期2大格或更少的）QRS波，首先考虑异位心动过速（室上速与室速）。其次区分QRS波宽窄，以3小格为界，一般肉眼即可辨别。

2. 阵发性室上速　律齐、率快、窄 QRS 波（形态完全一致），一般容易诊断，为易考点。注意区分窦速，后者心率偏慢（RR 间期略小于 3 大格），有窦性 P 波。

3. 室性心动过速确诊较难，律齐（可有轻微不齐）、率快、宽 QRS 波，只能说多为室速（80%），见到下列情况之一，方定室速：

（1）见到 P 波，但与 QRS 波无关，P 波节律较慢（称房室分离）。

（2）中间偶有正常（窄）QRS 波（称心室夺获）。

（3）有与大部分宽 QRS 波形态不同，较近正常，但还不正常的 QRS 波（称室性融合波）。

而以上图形难以见到，所以无论有无以上三点，见到律齐、率快、宽 QRS 波，都可选室速。

4. 节律绝对不齐的（无规律、明显不齐），即使心率特快，也要排除心动过速诊断。

5. 如为 12 导联，每导联一搏，排除心动过速等。

理解记忆

关于确定室速的几个名词的理解。

1. 室性心动过速的机制　室内起搏点，快频率起搏，慢速度传导（因非正常传导系统传导），使心室产生快而宽的 QRS 波，但室性激动多不能逆传心房，未影响窦房结。

2. 房室分离　心房仍被窦房结激动，形成正常节律 P 波，而心室被快频率的室内起搏点激动，为快而宽的 QRS 波，二者各自独立，但 P 波常被宽 QRS 波掩盖，见到与 QRS 波无关的 P 波时，即称房室分离。

形象比喻：心房、心室各有自己的领导，互不相关。

3. 心室夺获　心房激动慢，下传心室时，多遇心室不应期（刚被心室起搏点激动过，正处于休息期），不能下传，偶然正好错过不应期，下传心室，形成一窄的 QRS 波，为心室夺获（见图 3-14）。

形象比喻：指挥心房的领导某次提前抢到了心室的指挥权。

4. 室性融合波　机制同心室夺获，只是当窦性激动下传心室时，室性激动也同时发生，结果心室被二者各激动部分，形成介于正常与宽 QRS 波之间的室性融合波（见图 3-14）。

形象比喻：指挥心房、心室的领导共同（各一部分）指挥了心室。

以上 2、3、4 任意一点出现，都说明异位起搏点在心室。

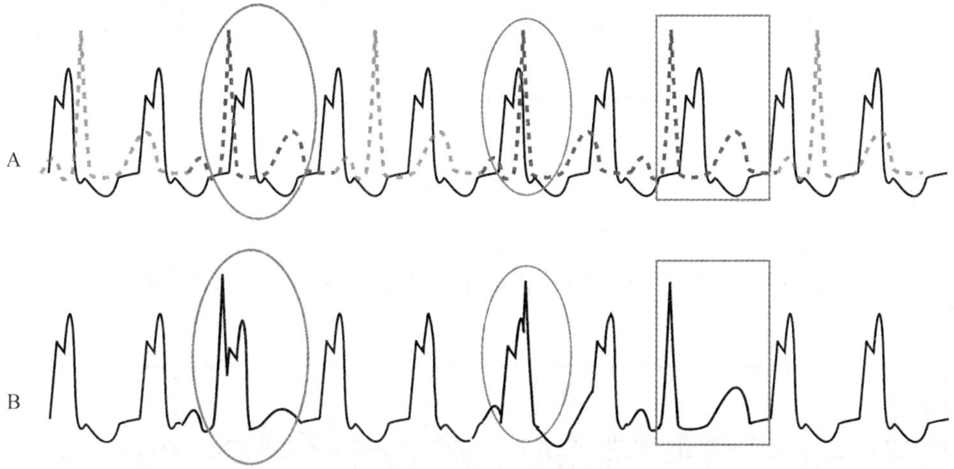

图 3-14　心室夺获与室性融合波及其形成机制示意图

A. 形成机制：虚线，窦性起搏应该出现的图形；实线，为室性起搏图形，窦性激动第 1、3、6 搏 QRS 波，落在室性激动后的不应期内，未能下传显示。第 2、4 搏窦性与室性图形叠加，形成室性融合波。第 5 搏窦性激动既提前于室性激动，又脱离了前一室性激动的不应期，形成心室夺获波。B. 为实际记录到的图形，椭圆圈内为室性融合波，方框内为心室夺获

读图要点

1. 长导联、节律齐、心率快，选择心动过速。

2. 再进行窦速、室上速、室速区别：

心率不太快（RR 间期略小于 3 大格）有规律 P 波→窦速。

心率特快（RR 间期接近或≤2 大格）、节律齐、窄 QRS 波→室上速，宽 QRS 波→室速。

图例精讲

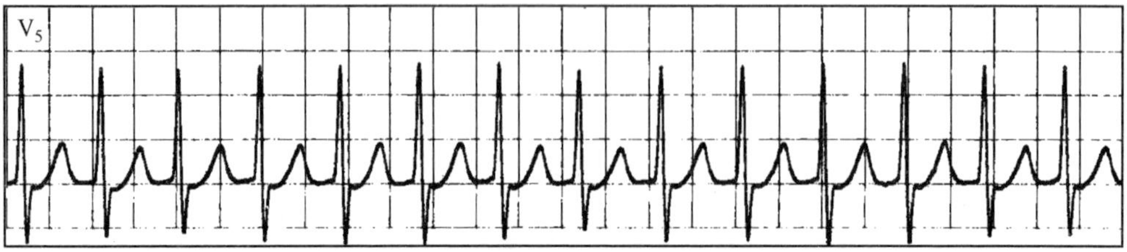

图 3-15　阵发性室上性心动过速

分析步骤：

1. 节律齐，心率快→心动过速。

2. RR 间期＜2 大格，窄 QRS 波，不见 P 波→室上性心动过速。

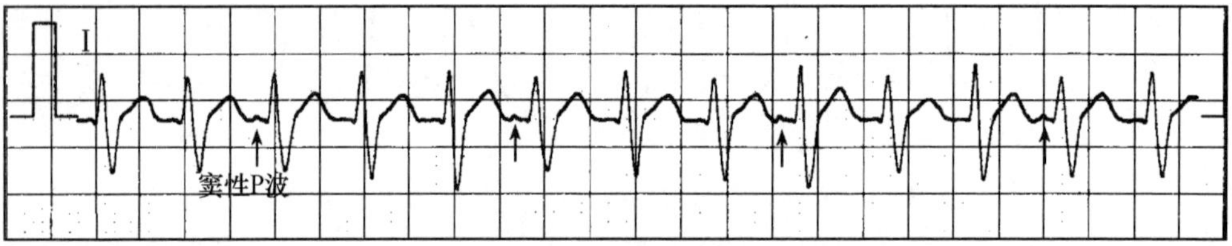

图 3-16　室性心动过速

分析步骤：

1. 节律齐，心率快→心动过速。

2. RR 间期＜2 大格，宽 QRS 波（形态略有不同）→室性心动过速。

3. 偶见窦性 P 波，与宽 QRS 波无固定关系，为房室分离，确定室性心动过速。

强化练习

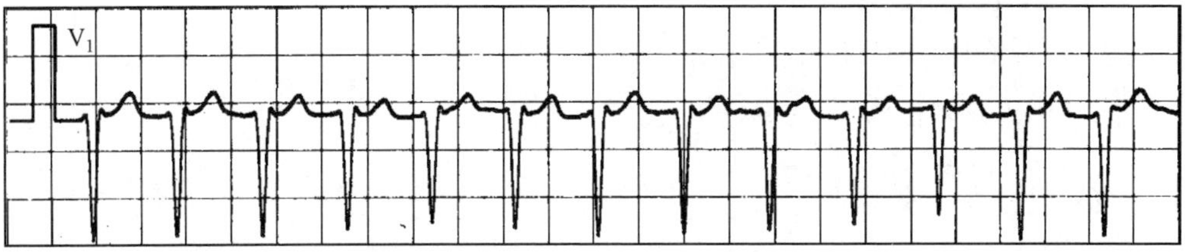

练习图 3-6

答案：

律齐，RR 间期<2 大格，窄 QRS 波，不见 P 波→阵发性室上性心动过速。

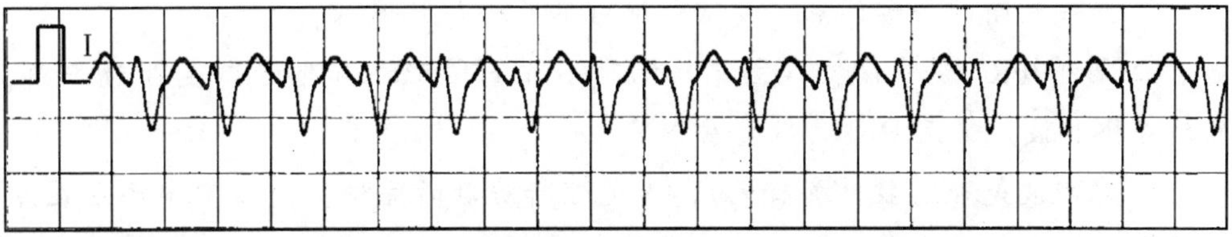

练习图 3-7

答案：

律齐，RR 间期<2 大格，宽 QRS 波→室性心动过速。

专题五　心房颤动与心室颤动

知识小结

一、扑动与颤动

均为正常的电活动消失，由快频率的异常电活动替代，可在心房或心室。

二、心房颤动（房颤）

1. 无 P 波，由不规则的小锯齿波替代。
2. 心室 QRS 波节律绝对不齐。
3. QRS 波多正常。

三、心室颤动（室颤）

P-QRS-T 均无，由不规则的大小不等的锯齿波替代。

考点提示

1. 房颤是常见的心律失常，非常容易考到，必须熟练掌握。
2. 房颤判断的关键两点　心室律绝对不齐，无 P 波。
3. 见到 QRS 波节律（心室律）绝对不齐的图形，首先考虑是否为房颤，然后寻找 P 波，如无 P 波，确定房颤。
4. 房颤波是否明显（或有无），不是诊断房颤的关键。因心室率快或在左胸导联，颤动波可不明显或看不见。
5. QRS 波形态宽窄不影响房颤的诊断。
6. QRS 波节律绝对不齐，是指 QRS 波毫无规律可循、明显不齐。
7. 室颤既无 P 波，也无 QRS-T，只有杂乱无章的颤动波。
8. 如为 12 导联，每导联一搏，排除房颤、室颤等诊断。

理解记忆

1. 有关房颤心电图特点的理解

（1）心房波：心房内异常紊乱的电激动，产生异常的心房波（f 波）。

（2）QRS 波群：心房电激动下传心室时，依旧经过房室交界、左右束支，为正常传导途径，故心室 QRS 波形态多正常。但由于 f 波影响（与 QRS 波叠加），各 QRS 波间形态可略有差异。

（3）T 波：依旧存在，但较低时，与 f 波混杂叠加，不易辨认，在 T 波较高的胸导联易于区别。

2. 房颤与室颤的临床意义

(1) 房颤与室颤虽均为颤动，但临床意义相差甚远。

(2) 房颤时，心房不能收缩→心室充盈减少→心室射血减少，但影响程度不大（20%～30%）。所以房颤的严重程度主要看心室 QRS 波的频率及心功能。

(3) 室颤时心室只能微弱颤动，不能收缩，无法射血，心搏停止，必须抢救。

读图要点

1. 长导联看心室节律是否整齐。

2. 如不整齐，看是否有规律可循，有规律指提前、延后、脱漏、渐长或渐短等。

3. 如无规律可循，寻找 P 波，难确定时，在 V_1 导联仔细寻找，因 V_1 导联心房波（P 波、房颤 f 波）最清楚。

图例精讲

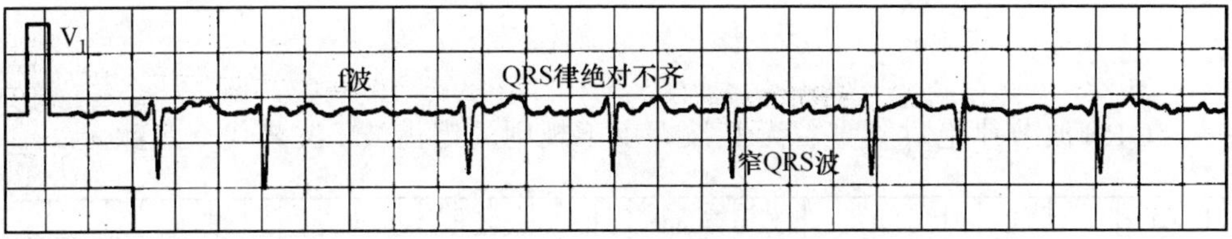

图 3-17　心房颤动

分析步骤：

1. QRS 波节律绝对不齐，首先考虑是否房颤。

2. 无 P 波，由不规则的锯齿波 f 波替代→房颤。

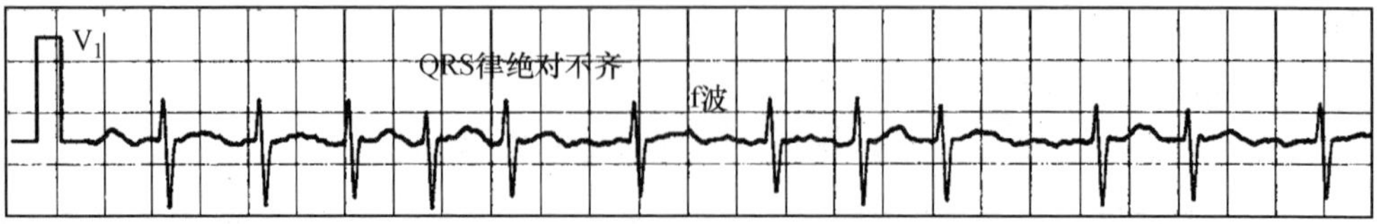

图 3-18　心房颤动

分析步骤：

1. QRS 波节律绝对不齐，首先考虑是否房颤。

2. 在 V_1 导联，无 P 波，可见细小的 f 波，确定房颤。

3. 强调：在 V_1 导联，心房电活动明显，在 P 波或颤动波不明显时，均应到 V_1 导联寻找。

强化练习

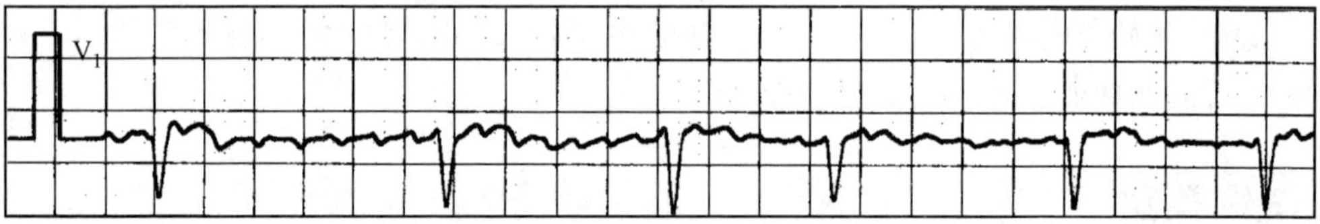

练习图 3-8

答案：

QRS 波节律绝对不齐、无 P 波，由不规则的锯齿波 f 波替代→房颤。

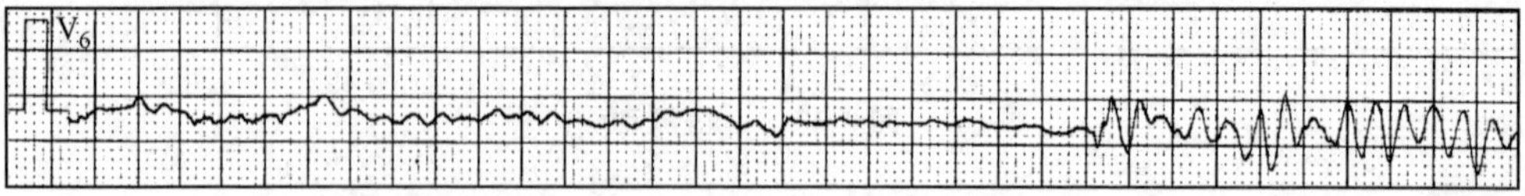

练习图 3-9

答案：

P-QRS-T 均无，由不规则的大小不等的锯齿波替代→室颤。

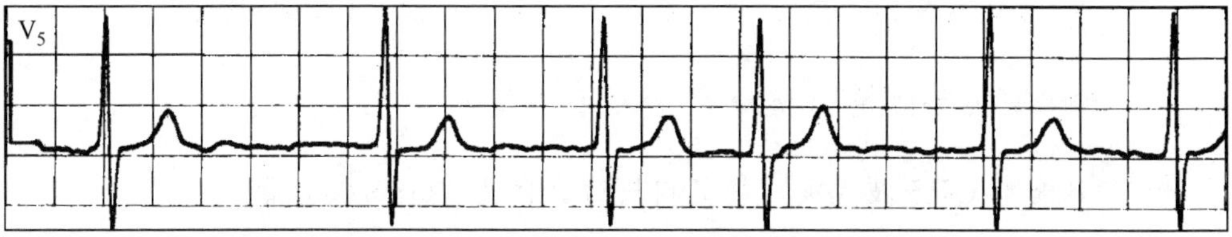

练习图 3-10

答案：

QRS 波节律绝对不齐、无 P 波，由不规则的小锯齿波替代→心房颤动。

提示：本图中小 f 波不明显，易被认为是干扰波，其实本图与练习图 3-8 是同一心电图，只是本图为 V_5 导联，一般 V_1 导联 f 波最清晰。所以房颤判断的关键两点要记牢：心室律绝对不齐，无 P 波。

专题六　房室传导阻滞

知识小结

房室交界区传导，在普通心电图上不能直接记录，只能根据心房 P 波与心室的 QRS 波之间的关系，间接推断。一般 PR 间期反映房室传导。

一、一度房室传导阻滞（房→室全下传，但延迟）

1. PR 间期＞0.20s（老年人心率缓慢时＞0.22s）。

2. 所有 P 波后均有相关 QRS 波群。

二、二度房室传导阻滞（房→室部分未下传）

1. P 波规律出现。

2. 部分 P 波后无相关的 QRS 波。

（1）莫氏Ⅰ（文氏）型：PR 间期由短渐长，直至 QRS 波脱漏，再由短渐长，循环。

（2）莫氏Ⅱ型：PR 间期固定（可正常，可延长），部分 QRS 波脱漏。

（3）2∶1 传导阻滞：每 2 个 P 波中 1 个下传心室，1 个被阻滞。

三、三度房室传导阻滞（房→室全部未下传）

（1）P 波与 QRS 波无关，但各自规律，P 波＞QRS 波频率。

（2）PR 间期不固定，无规律（实质为无关系）。

（3）QRS 波节律多齐，可正常，可宽大畸形。

考点提示

1. 一度房室传导阻滞，判断简单，只需看 PR 间期是否大于一大格，即可确定或排除。但应注意以下方面：

（1）无论多搏单导联，或是单搏 12 导联，均应测 PR 间期。尤其在选择正常心电图选项前，一定排除一度房室传导阻滞。

（2）一般情况，作为考题，一度房室传导阻滞的图，PR 间期会明显延长，＞0.22s，肉眼多可判断。如果轻微延长（只能用分规测得），诊断应慎重。

（3）PR 间期是指 P 波起始→QRS 波起始，而非 P 波结束到 QRS 波起始。

2. 二度房室传导阻滞的诊断标准，是规律 P 波后，部分 QRS 波的脱漏。QRS 波节律多不齐，但也可齐。

3. 二度房室传导阻滞分型（多不要求），判读时注意：

（1）QRS 波节律，在Ⅰ、Ⅱ型均不整齐，但 2∶1 阻滞时齐。Ⅰ型多见。Ⅱ型少见。

（2）Ⅰ型 QRS 波脱漏可预期，PR 间期渐变（短→长→漏→短→长……）。

（3）Ⅱ型 QRS 波脱漏突发，PR 间期固定前提下，突然脱漏。

4. 三度房室传导阻滞判断

（1）P 波与 QRS 波关系（PR 间期）多变，无规律可循时（不固定，非渐变，非突变），考虑三度房室传导阻滞。

（2）寻找 P 波与 QRS 波各自规律，P 波频率多正常，QRS 波频率慢（特别慢时，可不齐）。

5. 心室率特慢（＜40 次/分）时，诊断窦缓前，先要排除二度 2∶1、三度房室传导阻滞。

6. P 波与 QRS 波的宽窄、高低、方向等，不影响房室传导阻滞的判断。

7. 各一搏的 12 导联的图形，无法诊断二度、三度房室传导阻滞。

理解记忆

三度房室传导阻滞心电图中 QRS 波的理解（见图 3-19）

1. 交界区完全阻滞，不能下传心室　心房电激动全部不能下传心室，所以，所有 P 波后均无下传的（相关的）QRS 波。

2. QRS 波产生于心脏自救　心脏功能主要是由心室向全身射血，无 QRS 波＝心室无电＝心室无收缩＝心室无射血＝死亡。为保证射血，心脏内交界区或心室的潜在起搏点，主动承担起兴奋心室的重任，使心室产生 QRS 波。

3. 心室率快慢及 QRS 波宽窄　由于下位的起搏点自律性低，发放电冲动

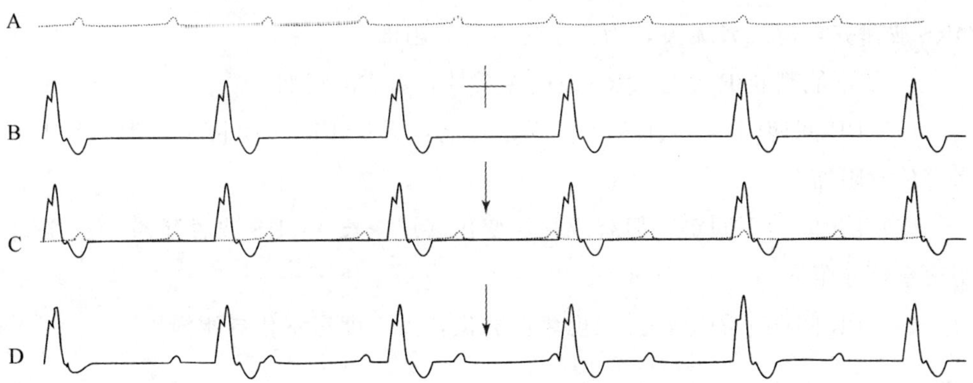

图 3-19　三度房室传导阻滞图形形成机制

A. 心房 P 波节律，较快；B. 心室 QRS 波节律，明显慢；C. P 波与 QRS 波各保持自身节律，均被记录；D. 最终记录到的图形

的频率有限，心室率偏慢。交界区起搏点，心率多40～60次/分，且下传时经心传导系统，速度快，多为窄QRS波。而心室起搏点，自律性低，心率多在20～40次/分，且于室内经普通心肌传导，速度慢，多为宽QRS波。

4. P波与QRS波无关　心房受窦房结激动，心室受下位起搏点指挥，所以P波与QRS波各自成节律，心室率慢于心房率。即使正巧前后，也只是碰巧，并非相关。也可能P波与QRS波融合。

读图要点

1. 长导联看节律是否整齐；心率快慢。

2. P波、QRS波是否顺序出现，是否每一P波后，均有相关QRS波。即P波与QRS波的比例。

（1）每一P波后，均有相关QRS波。即P波与QRS传导比例为1∶1，只是PR间期延长，为一度房室传导阻滞。

（2）部分P波后，有相关QRS波，部分P波后QRS波脱漏，即P波多于QRS波，为二度房室传导阻滞。

（3）每一P波后，均无相关QRS波，且P波多于QRS波，P波律齐，QRS波律齐，但二者无关，为三度房室传导阻滞。

3. 如不能判断P波与QRS波的相关性，看PR间期：

（1）PR间期固定、QRS波有部分脱漏：无论PR间期长短，为二度Ⅱ型房室传导阻滞。

（2）PR间期不固定，但有规律性变化（短→长→QRS波脱漏），为二度Ⅰ型房室传导阻滞。

（3）PR间期不固定，且无规律性变化，为三度房室传导阻滞。

图例精讲

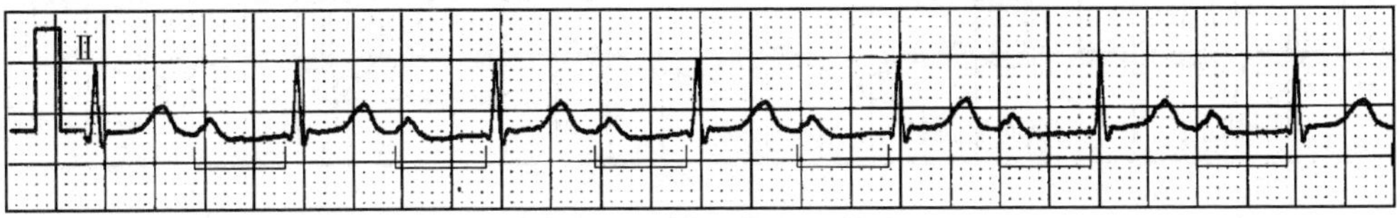

图 3-20　一度房室传导阻滞

分析步骤：

1. QRS 波节律齐，P-QRS-T 规律顺序出现。排除早搏，房颤，室颤，二度、三度房室传导阻滞。

2. RR 间期 4 大格，心率正常，排除心动过速、心动过缓。

3. PR 间期固定，大于 1 大格→一度房室传导阻滞。

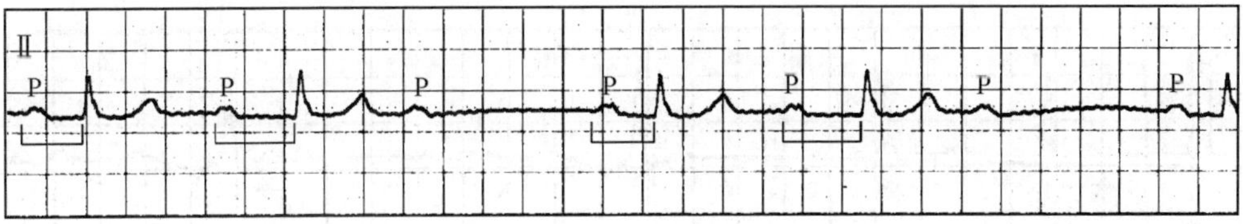

图 3-21　二度Ⅰ型房室传导阻滞

分析步骤：

1. QRS 波节律不齐，排除正常心电图。

2. 大部分 P 波后，有相关 QRS 波，部分 P 波后 QRS 波脱漏→二度房室传导阻滞。

3. PR 间期有规律变化　PR 间期由短→长→QRS 波脱漏，然后 PR 间期又从短渐长，循环，为二度Ⅰ型房室传导阻滞。

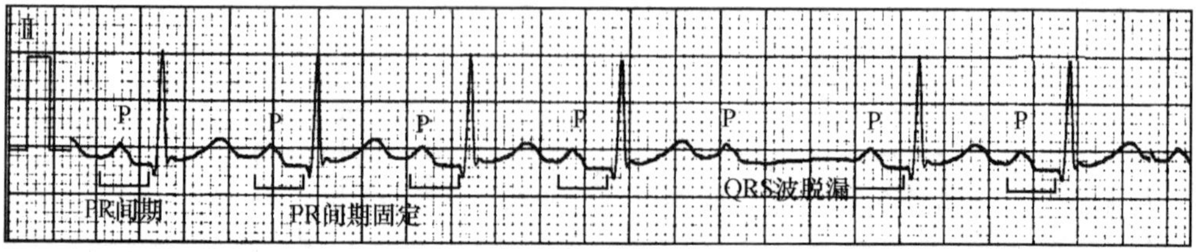

图 3-22　二度Ⅱ型房室传导阻滞

分析步骤：

1. QRS 波节律不齐，排除正常心电图。

2. RR 间期基本规律。有突发长间歇，且有 P 波，排除房颤。

3. P 波规律出现，大部分 P 波后，有相关 QRS 波，第 5 搏 P 波后 QRS 波脱漏→二度房室传导阻滞。

4. PR 间期固定→二度Ⅱ型房室传导阻滞。

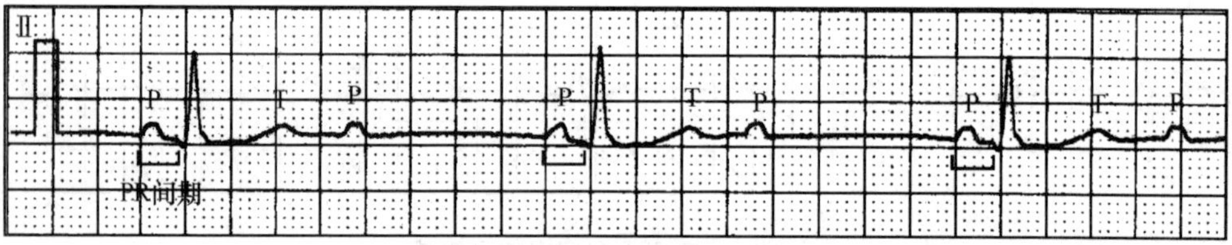

图 3-23　二度房室传导阻滞（2∶1 阻滞）

分析步骤：

1. QRS 波节律齐，但心室率慢，排除正常心电图、早搏。

2. P 波规律出现，排除房颤。第 2、4 搏后无 QRS 波→二度房室传导阻滞。

3. 每 2 个 P 波，下传 1 个 QRS 波→二度房室传导阻滞（2∶1 阻滞）。

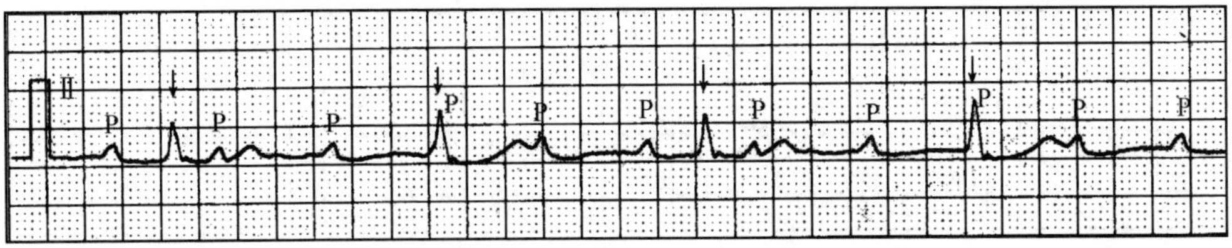

图 3-24　三度房室传导阻滞（交界性逸搏心律）

分析步骤：

1. QRS 波节律齐，但心室率慢（约 43 次/分），排除正常心电图、早搏。

2. P 波规律出现，心房率约 100 次/分。

3. PR 间期不固定，且无规律性变化，实为 P 波与 QRS 波无关→三度房室传导阻滞。

4. 注意 P 波与 T 波的区别。第 4、9 个 P 波融于 QRS 波中，表现为 QRS 波较正常增高。

强化练习

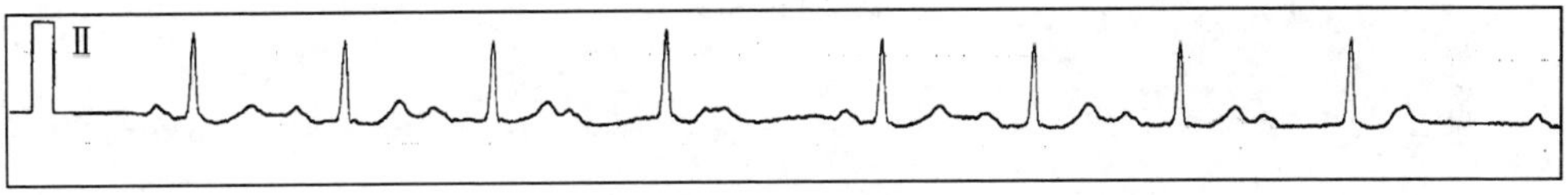

练习图 3-11

答案：

1. QRS 波节律不齐、QRS 波在第 5 搏脱漏→二度房室传导阻滞。

2. PR 间期不固定，但有规律地变化，第 1～4 个 PR 间期逐渐延长，第 5 个 QRS 波脱漏，脱漏后长间歇，之后循环→二度Ⅰ型房室传导阻滞。

3. 注意：第 5 个 P 波紧接 T 波之后，与 T 波部分融合，使 T 波、P 波形态均有所改变，应仔细辨别。P 波与 T 波融合非常多见，在找不到 P 波或长间歇时，一定注意前面 T 波的形态，是否双肢不对称、前缓后陡，且仔细与各 T 波做形态对比。双峰、前陡后缓、对称等形态异常均应仔细分析。

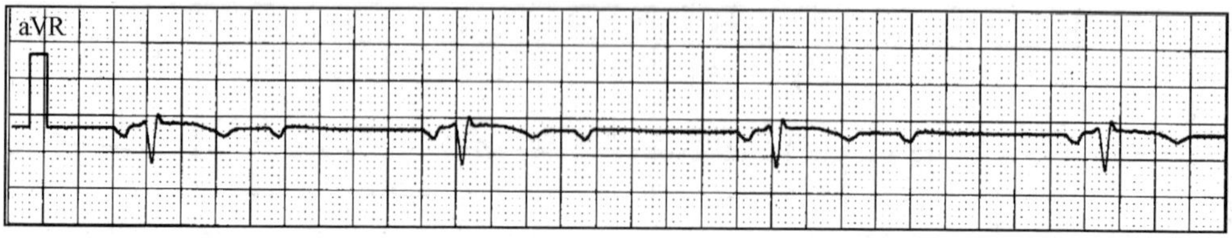

练习图 3-12

答案：

1. QRS 节律齐，但频率特慢。

2. P 波节律齐，频率正常，第 1、3、5 搏后有相关 QRS 波，第 2、4、6 个 P 波后无 QRS 波（QRS 波脱漏）→二度房室传导阻滞。

3. 每 2 个 P 波，下传 1 个 QRS 波→二度房室传导阻滞（2∶1）。

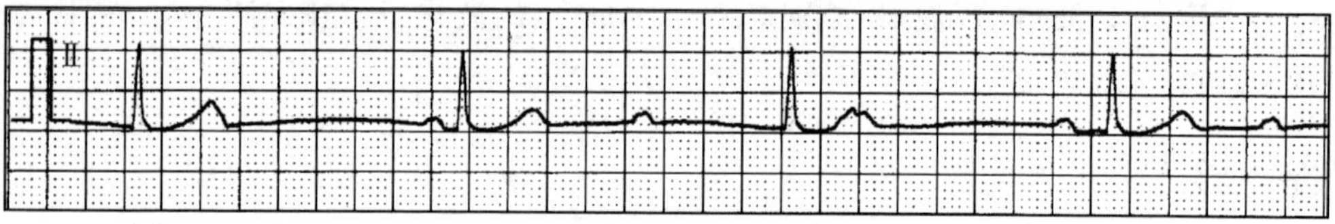

练习图 3-13

答案：

1. QRS 波节律齐，频率慢。P 波节律齐，频率正常。

2. PR 间期不固定，且无规律性→三度房室传导阻滞。

专题七　束支传导阻滞

知识小结

一、概述

1. 正常心室电激动由左右束支及其分支传导，速度快且同步，形成窄 QRS 波。

2. 束支传导阻滞时，阻滞侧心室电激动传导延缓，形成不同程度的宽QRS波。

3. 分类　QRS波＞0.12s，为完全性，QRS波＜12s，为不完全性。

二、右束支传导阻滞（见图3-25）

1. QRS波形态

（1）右室导联（典型V_1、V_2导联）R波宽，呈rsR′或M头。

（2）左室导联（典型V_5、V_6导联）S波宽，呈粗钝宽S波（或有顿挫）。

2. 继发性ST-T改变　R波为主的导联ST段下移、T波倒置（如V_1导联）。

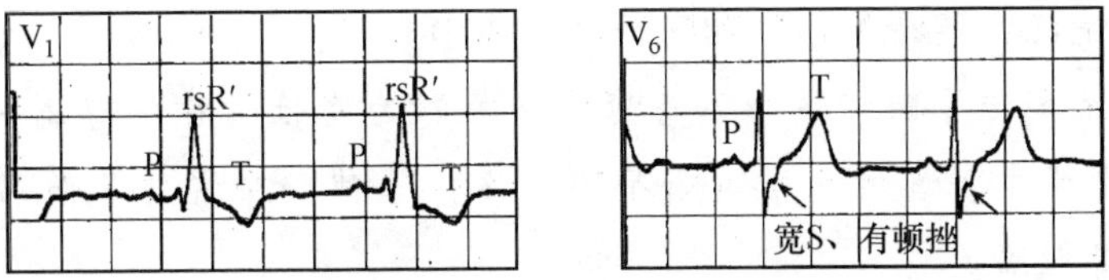

图3-25　右束支传导阻滞心电图

三、左束支传导阻滞（见图3-26）

1. QRS波形态

（1）左室导联（典型V_5、V_6导联）R波宽，呈M头或无q波的宽R波（粗钝、顿挫、有小切迹）。

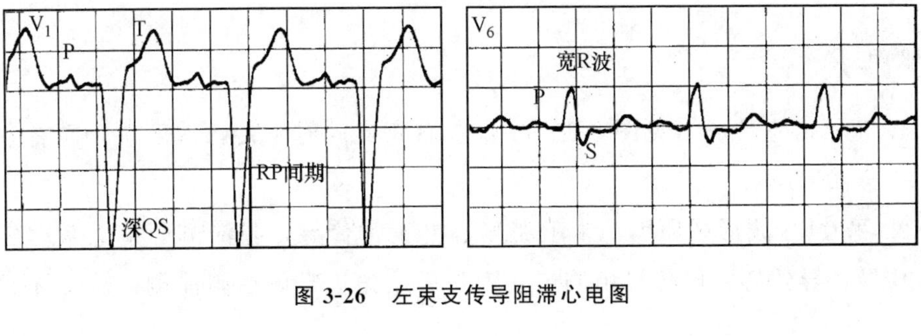

图3-26　左束支传导阻滞心电图

（2）右室导联（典型 V_1、V_2 导联）S 波宽，呈 QS 波（可有小切迹）或 rS 波。

2. 继发性 ST-T 改变　R 波为主的导联，ST 段下移、T 波倒置（如 V_6 导联）。QS 波或 S 波为主的导联 ST 段抬高、T 波直立（如 V_1 导联）。

考点提示

1. 束支传导阻滞的诊断，依据典型形态特征的 QRS 波：

（1）右束支传导阻滞：V_1 导联呈 rsR′。

（2）左束支传导阻滞：V_6 导联呈宽 R 波，顶部有小切迹或顿挫，前无 q 波。

2. 一般情况，是持续形态相同的异常图形。

3. 单纯束支传导阻滞图形（考题中多见）为窦性心律（有窦 P），节律整齐，无其他异常。但其他异常（如早搏、异位心律、房室传导阻滞等），均可合并束支传导阻滞。

4. 单导联心电图，判断束支传导阻滞时，多给典型图形的导联，如右束支传导阻滞多给 V_1 导联，左束支传导阻滞，多给 V_6 或 V_5 导联，否则，诊断应慎重。

5. 多导联心电图，可以是各导联 1 搏，也可多搏，诊断以 V_1 与 V_6 导联为重点。

6. 束支传导阻滞中的 ST-T 改变：宽 R 波后的 ST 段下移、T 波倒置（如 V_6 导联），宽 QS 波或 S 波后的 ST 段抬高、T 波直立（如 V_1 导联），为继发性，多不诊断为心肌梗死或心肌缺血。

理解记忆

1. 正常心室传导（见图 3-27 左）：左右束支同时下传，速度快，左右室同步，为窄 QRS 波。

2. 宽 QRS 波形成原因　未阻滞侧心电正常传导，阻滞侧心室电激动延迟缓慢传导，导致心室电传导由同步变为先后，先正常侧后阻滞侧，总传导时间延长，形成宽 QRS 波。

3. 左右室导联图形特点形成原因（见图 3-27）

（1）正常心室左右室同步，左室电向左，右室电向右，左室电大于右室电（左室厚于右室），二者相加结果，心电最后向左。故左室 V_6 导联大 R 波，右室 V_1 导联大 S 波。

（2）右束支传导阻滞：右室传导延迟缓慢，心室电先左后右，最后只有慢速传导的右室电激动（向右），故右室导联 V_1 出现宽 R′波，左室导联 V_6 出现宽 S 波。

（3）左束支传导阻滞：左室传导延迟缓慢，心室电激动先右后左，最后只有慢速传导的左室电激动（向左），故左室导联 V_5 出现宽 R′波，右室导联 V_1 出现宽 S 波。

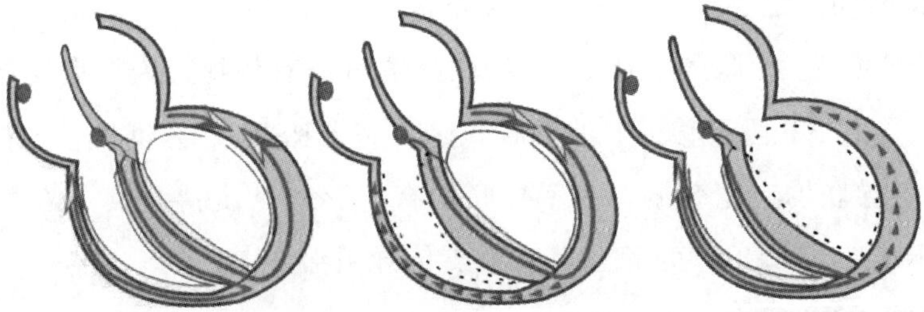

图 3-27　束支传导阻滞模式图

左：正常心室传导；中：右束支传导阻滞；右：左束支传导阻滞

读图要点

1. 长导联看节律是否整齐，心率快慢，P、QRS、T 是否顺序出现。

2. 测 P 波、PR 间期、QRS 波形态宽度是否正常。

3. 如有宽 QRS 波，看图形特点，重点看 V_1、V_6 导联是否为典型的束支传导阻滞图形。其他导联加以佐证确认。

图例精讲

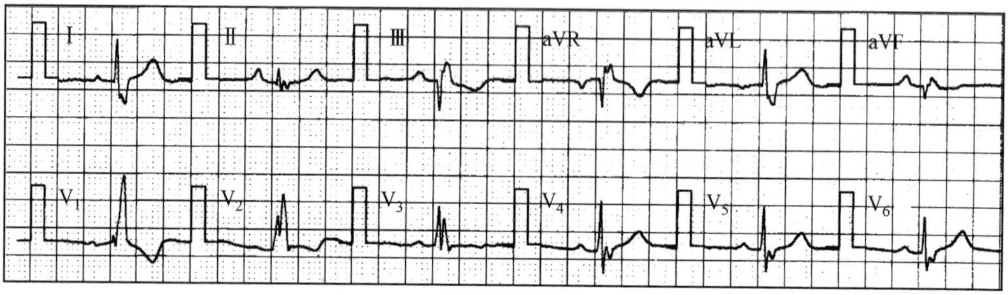

图 3-28 完全性右束支传导阻滞

分析步骤：

1. 有方向正常、规律的 P 波，为窦性心律。
2. PR 间期固定、正常，房室传导正常。
3. QRS 波 V_1 导联呈 rsR′，V_6 导联呈宽 S 波有顿挫，为右束支传导阻滞。
4. V_1 导联 ST 段下移、T 波倒置，为（宽 QRS 波后）继发性 ST-T 改变。
5. 左室导联均有宽 S 波，右室导联均有宽 R 波，支持右束支传导阻滞。
6. QRS 波＞0.12s，为完全性右束支传导阻滞。

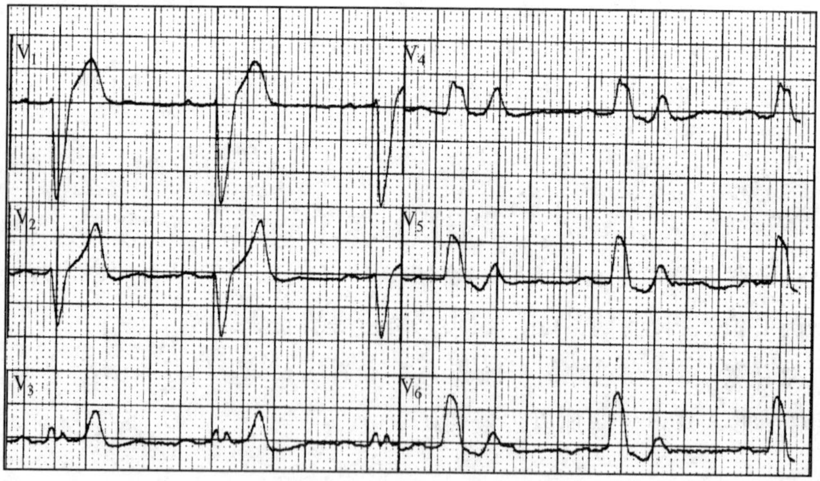

图 3-29 完全性左束支传导阻滞

分析步骤：

1. 有方向正常、规律的 P 波，为窦性心律。

2. PR 间期固定、正常，房室传导正常。

3. 宽 QRS 波，V_1 导联呈深宽 QS 波，V_6 导联呈宽 R 波、粗钝，为左束支传导阻滞。

4. V_1 导联 ST 段抬高，T 波直立。V_6 导联 ST 段下移，为继发性 ST-T 改变。

5. 左室导联均有宽 R 波，右室导联均有宽 S 波，支持左束支传导阻滞。

6. QRS 波＞0.12s，为完全性左束支传导阻滞。

强化练习

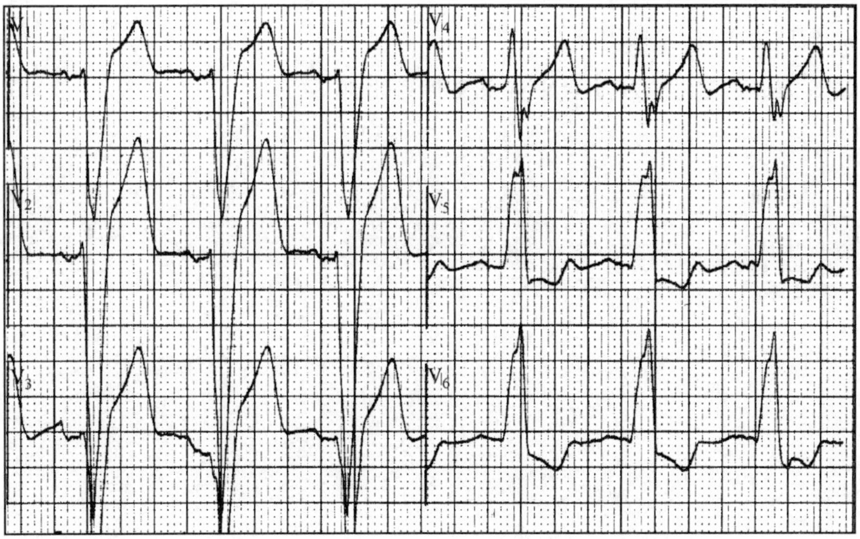

练习图 3-14

答案：

V_1 导联宽而深的 S 波，有继发性 ST 段抬高，T 波直立。

V_6 导联宽 R 波，有顿挫，有继发性 ST 段下移，T 波倒置。

QRS 波＞0.12s，为完全性左束支传导阻滞。

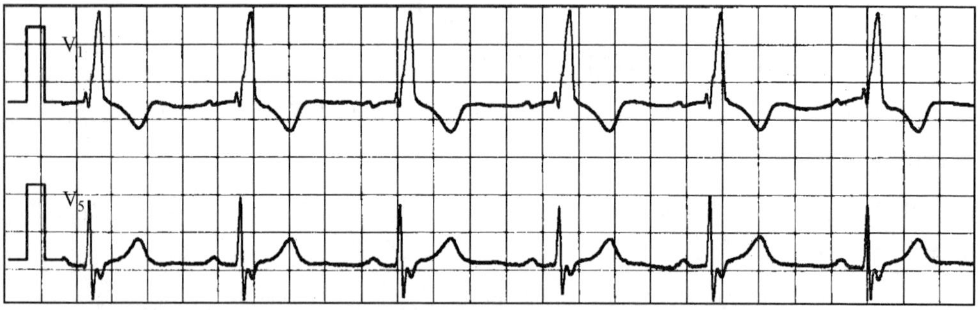

练习图 3-15

答案：

V_1 导联呈宽 rsR′，继发性 ST 段下移，T 波倒置。

V_5 导联宽 S 波有顿挫。

QRS 波＞0.12s，为完全性右束支传导阻滞。

第四单元　十二导联心电图基础

知识小结

一、导联、导联轴、导联体系

1. 将电极正负极分别置于身体不同部位，连接心电图机，就构成导联。正负极之间的假想连线，即为导联轴。十二导联就是十二种不同的连接方法（正负电极位置不同）。

2. 十一导联记录心电图的异同点

（1）相同点：在时间坐标上，记录每搏电激动在心脏各部分的传导时间多是相同的，即节律（心律），频率（心率），各波、段、期的时间。

（2）不同点：在电压坐标上，记录到的心电大小（电压）、方向、上下移位是不同的。

3. 十二导联的意义　是从不同切面、不同部位、不同方向及角度记录心电活动。反映心脏不同部位的病变及异常传导，如房室肥大、心肌梗死、缺血、束支传导阻滞、分支阻滞等，还反映心脏不同位置的心电变化。

二、不同导联对应心脏部位

（一）肢体导联

1. 连接　将电极分别置于双上肢及左下肢，设置为规定的不同的正负极组合，即形成了 6 种肢体导联。

2. 意义　反映额状面（上下左右）不同位置、方向、角度的心电活动，组合为额面六轴系统。

3. 六轴系统反映心脏部位（见图 4-1 左）

（1）Ⅰ、aVL 导联正极在左上肢→从心脏左侧记录→反映左室高侧壁，为左室高侧壁导联。

（2）Ⅱ、Ⅲ、aVF 导联正极在下肢→从心脏下方记录→反映心室下壁，为下壁导联。

（3）Ⅰ、Ⅱ、aVL 导联正极在左侧→从心脏左侧记录→反映左室。

（4）Ⅲ、aVR 导联正极在右侧→从心脏右侧记录→反映右室。

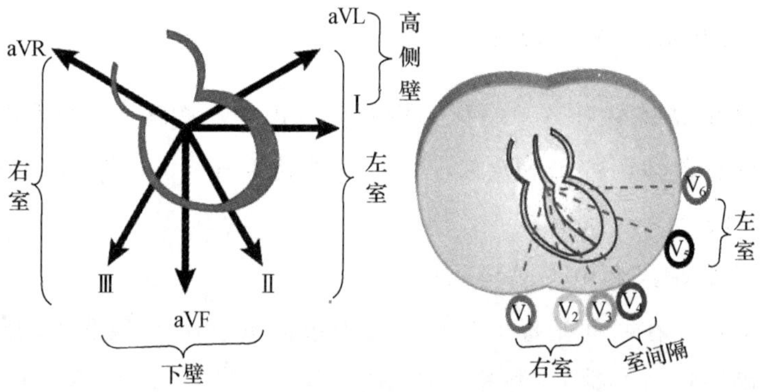

图 4-1 心电图导联与心脏位置

（二）胸导联

1. 连接　在胸部电极连接正极，肢体电极连接在一起，形成 0 电位连于负极，即形成胸导联。

2. 意义　从水平面不同位置和方向（前后左右）记录心电活动。

3. 胸导联反映心脏部位（见图 4-1 右）：

（1）V_1、V_2 导联从右心室方向记录，称为右室导联。

（2）V_3、V_4 导联从左右室过渡区（室间隔）方向记录，称为间隔导联。

（3）V_5、V_6 导联从左心室方向记录，称为左室导联。

三、心电图的方向与电压

1. 心电向量　指心脏电激动的方向与大小。

“向”即电传导方向，决定心电图波的方向。

"量"即电的绝对大小，影响心电图波的电压。

2. 心脏各部分的心电向量特点

因心房壁薄，心房除极向量（P 波）小。

因心室壁厚，心室除极（QRS 波）、复极（T 波）向量大。

各部分的向量方向：均为右上→左下。

3. 心电向量的方向与导联轴的关系决定图形特点

（1）图形方向：向量与导联轴正极方向一致，图形向上（Ⅰ、Ⅱ、V_4、V_5、V_6 导联）；方向相反，图形向下（aVR 导联）。

（2）振幅大小：依心电向量在导联轴上投影的大小。Ⅱ、V_5 导联向上图形振幅大，aVR 导联向下图形振幅大。

4. 结论

肢体导联 P 波、QRS 波群主波：Ⅱ导联正向最大，aVR 导联负向最大；Ⅰ、Ⅱ、aVF 导联正向；Ⅲ、aVL 导联方向可不定。

胸导联 QRS 波群主波（见图 4-2）：V_5、V_6 导联正向，呈 Rs 或 qR 型；V_1、V_2 导联负向，呈 rS 型；V_3、V_4 导联不定，多为 RS 型。

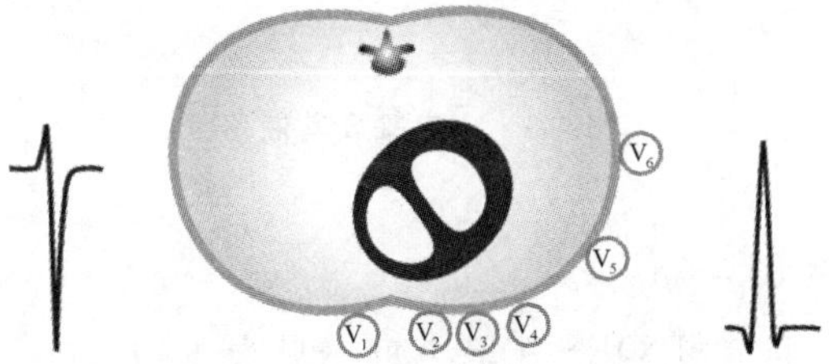

图 4-2 胸导联左右室图形特点

四、心电轴

1. 概念　额状面上心室除极的平均心电向量。

要点 1：额状面只反映在上下左右方位上，六个肢体导联即可反映。

要点 2：心室除极是 QRS 波向量，即 QRS 波电轴。

2. 表示方法 平均心电向量与Ⅰ导联正侧段所形成的角度表示，Ⅰ导联正极端表示 0°，负极端表示 180°。Ⅰ导联向下为正度数，向上为负度数（见图 4-3）。

3. 心电轴范围

正常：－30°～＋90°；左偏：－30°～－90°；右偏：90°～180°；不确定：－90°～－180°。

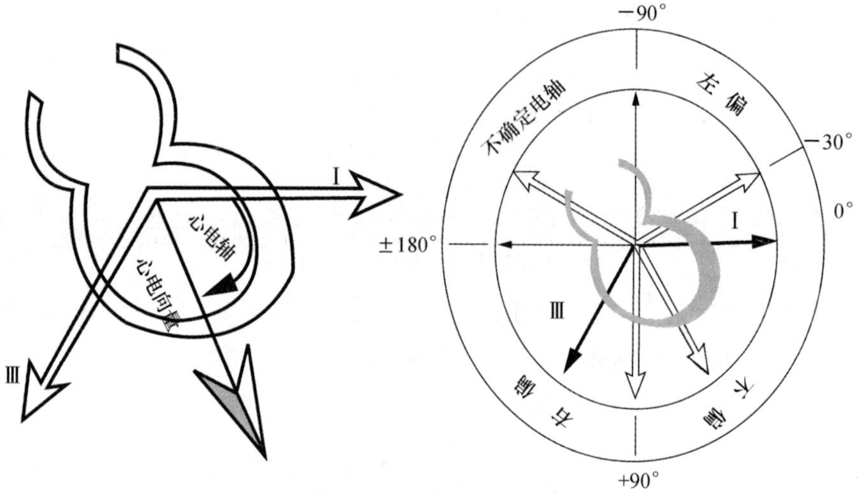

图 4-3 心电轴及其偏移

4. 测心电轴（见图 4-3）

目测法：依Ⅰ、Ⅲ导联 QRS 主波方向（见表 4-1）

5. 心电轴偏移的意义

单纯电轴轻度左偏或右偏意义不大。

（1）电轴左偏：横位心（矮胖型多）、左室肥大、左前分支阻滞等。

（2）电轴右偏：垂位心（瘦长型多）、右室肥大、左后分支阻滞等。

表 4-1　目测法判断心电轴

电轴	不偏	左偏	右偏	不确定
Ⅰ导联QRS主波方向	上	上	下	下
	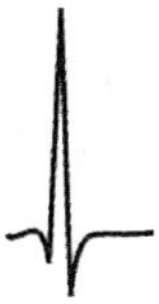	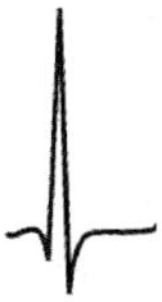	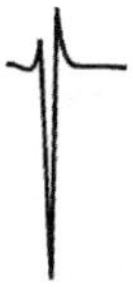	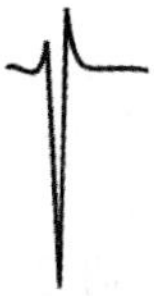
Ⅲ导联QRS主波方向	上	下	上	下
	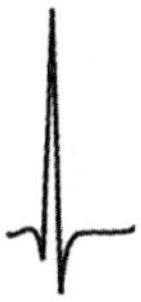	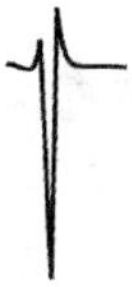	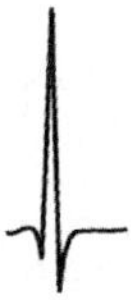	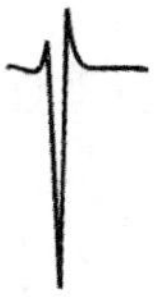

考点提示

1. 在 12 导联心电图上，一定要重视心肌梗死、心肌缺血、心室肥大、左右束支传导阻滞的判读。

2. 12 导联单搏心电图，大部分心律失常不能辨认。

3. 12 导联多搏心电图，既要在长导联上仔细辨认心律失常，还需在 12 导联上，寻找心肌梗死、心室肥大、束支传导阻滞等。

4. 单独电轴偏移常是正常心电图。

第五单元　心肌梗死

知识小结

一、概述

心肌局部持续而严重的缺血，导致该部位心肌坏死，心电消失，对应该部位的电极，记录到特殊的图形。

二、心肌梗死的典型图形（见图 5-1）

病理性 Q 波、ST 段抬高、T 波倒置三种图形同时出现。

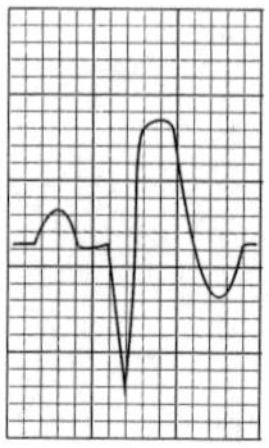

图 5-1　典型心肌梗死图形

三、心肌梗死的定位（见图 5-2）

前间壁：$V_1 \sim V_3$
前壁：$V_3 \sim V_5$
侧壁：$V_5 \sim V_6$
（以上合称：广泛前壁）

下壁：Ⅱ、Ⅲ、aVF

高侧壁：Ⅰ、aVL

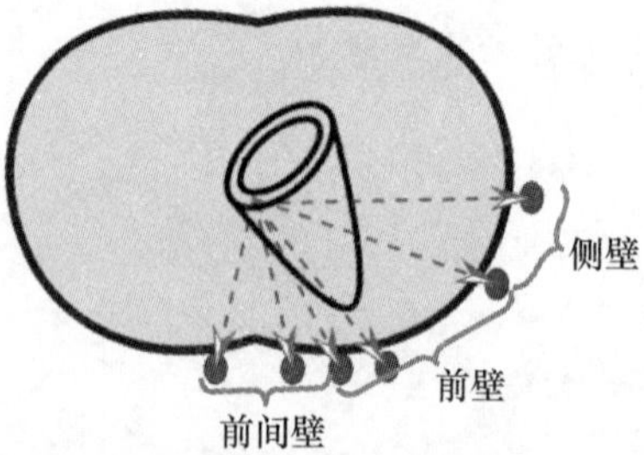

图 5-2　心肌梗死的定位

四、心肌梗死的分期

1. 超急性期 T波高耸直立、有或无ST段上斜型抬高。

2. 急性期 ST段弓背型抬高、有或无病理性Q波、T波回落或倒置。

3. 亚急性期 ST段回落基线、病理性Q波、T波倒置。

4. 陈旧期 病理性Q波存在、T波正常或倒置。

考点提示

1. 遇到12导联心电图，首先要判断是否为心肌梗死。

2. 典型急性期心肌梗死时病理性Q波、ST段抬高、T波倒置，三种图形同时存在。

3. 遇到不典型图形，在无病史等资料的情况下，必须有病理性Q波，方可诊断心肌梗死。单有ST段抬高和（或）T波倒置，不能诊断。

4. 心肌梗死图形应具有成组的特点，即按定位的组合，一般应有两个及以上的导联同时具备。特别在只有病理性Q波，而无ST-T改变时。

5. aVR导联的Q波，为正常。单独V_1导联QS波或Ⅲ导联或aVL导联的Q波，无ST-T改变，多为正常。

6. 有成组的病理性Q波，而无ST段抬高，诊断心肌梗死，但非急性期。

7. 有关病理性Q波的复习

（1）指除aVR导联外，Q波时间>0.04s，或电压（深度）>1/4R波（与同导联R波比较）。

（2）QS波也为病理性Q波。

（3）病理性Q波高低是以相对值确定的，若同导联R波电压很低，Q波即使电压绝对值不高，也可能是病理性Q波。

理解记忆

异常 Q 波形成机制：窗口学说（见图 5-3）。

（1）正常心室电传导

正常情况下，左右室同步激动，左室心电向量向左且大；室间隔与右室心电向量向右且小。综合向量（相加结果），心电向左，左室导联记录到向上的图形。

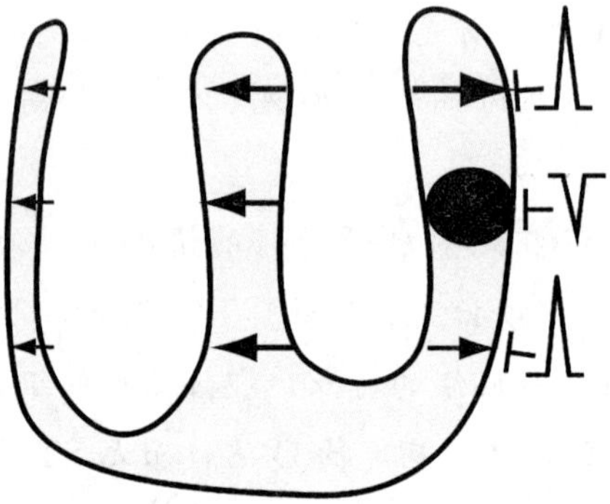

图 5-3　异常 Q 波形成机制

（2）左室某部分梗死，该部心电（向左的心电向量）消失，该对应位置电极记录的综合向量即变为向右，故记录到的波形为 Q 波或 QS 波。

读图要点

1. 12 导联心电图，先看长Ⅱ导联的节律、心率。P-QRS-T 顺序出现、时间正常与否。

2. 全部导联寻找有无病理性 Q 波。

3. 如发现某导联有病理性 Q 波：

（1）应看该导联是否同时有 ST 段抬高、T 波倒置。

（2）应看定位同组的导联，有无心梗的图形。如看到Ⅱ导联病理性 Q 波时，立刻想到下壁，去看Ⅲ、aVF 导联；看到Ⅰ导联，立刻想到高侧壁，去看

aVL 导联。

4. 诊断心梗（无其他资料），应有两个以上导联支持。

5. 诊断急性心梗（无其他资料），应有病理性 Q 波加 ST 段抬高。

图例精讲

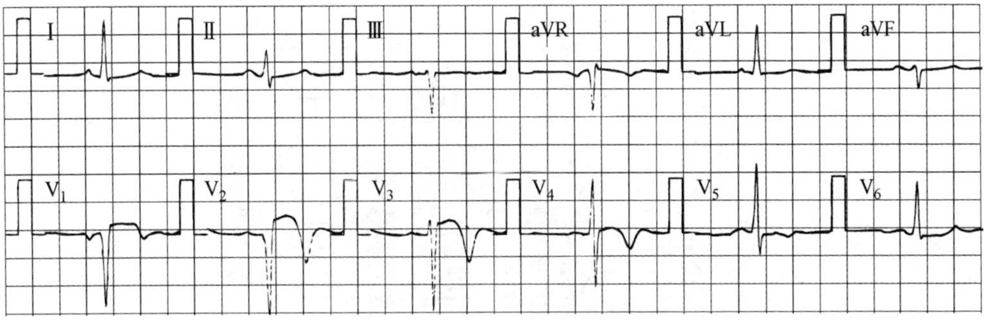

图 5-4 急性前间壁心肌梗死

分析步骤：

1. 12 导联单搏图，首先应判读是否有心肌梗死。

2. 重点寻找病理性 Q 波，发现 V_1、V_2 导联有 QS 波，为病理性 Q 波，考虑心肌梗死。

3. V_1、V_2 导联同时有 ST 段抬高、T 波倒置，诊断心肌梗死。

4. 看同组 V_3 导联，无病理性 Q 波，但 ST 段抬高、T 波倒置支持心梗。

5. V_1～V_3 导联心梗图形，定位为前间壁，并有 ST 段抬高，为急性期。

诊断急性前间壁心肌梗死。

注意：①如果只有单独的 V_1 导联 QS 波，无 ST 段抬高，T 波倒置，V_2、V_3 导联正常，不能诊断心肌梗死。②V_3 导联 QRS 波群为 rS 型，向下的波为 S 波，而非病理性 Q 波。

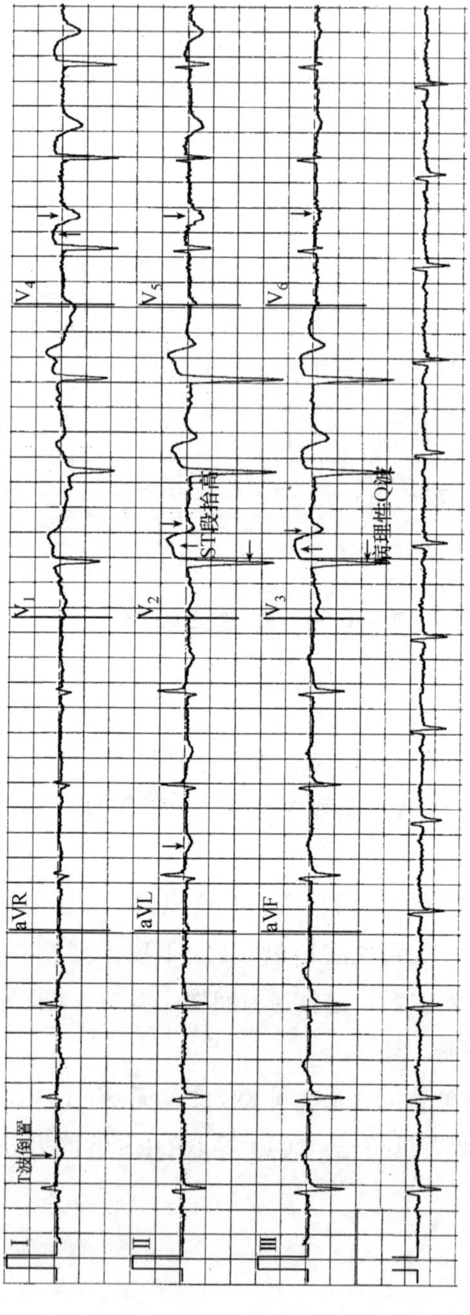

图 5-5 急性前间壁、前壁心肌梗死

分析步骤：

1. 12 导联多搏心电图，首先看长导联Ⅱ导联。

（1）节律齐、心率正常、P-QRS-T 顺序出现。

（2）P 波、QRS 波不宽，PR 间期固定、正常。

基本排除心律失常。

2. 看 12 导联，判读是否有心肌梗死。

（1）重点寻找病理性 Q 波，发现 $V_1 \sim V_4$ 导联有 QS 波，为病理性 Q 波，考虑心肌梗死。

（2）$V_2 \sim V_4$ 导联同时有 ST 段抬高、T 波倒置，诊断心肌梗死。

（3）V_1 导联 ST 段抬高、V_5 导联 T 波倒置，支持心肌梗死。

（4）$V_1 \sim V_4$ 导联有心梗图形，定位为前间壁、前壁，并有 ST 段抬高，为急性期。诊断急性前间壁、前壁心肌梗死。

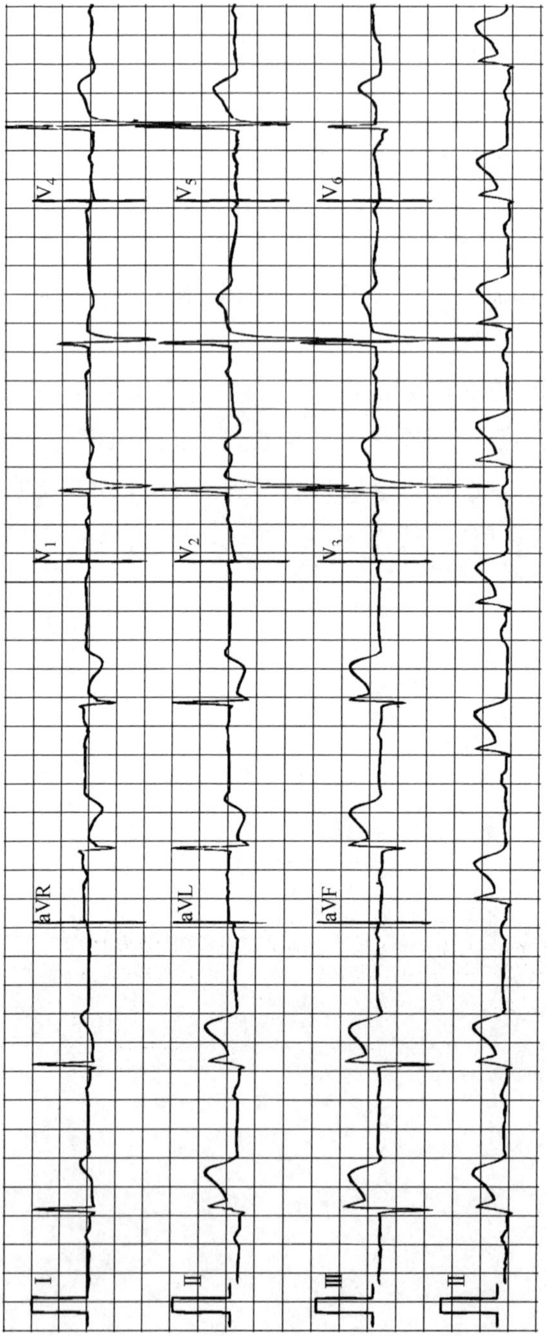

图 5-6　急性下壁心肌梗死

分析步骤：

1. 12 导联多搏心电图，首先看长导联Ⅱ导联。

（1）节律齐、心率正常、P-QRS-T 顺序出现。

（2）P 波、QRS 波不宽，PR 间期固定、正常。

基本排除心律失常。

2. 看 12 导联，判读是否有心肌梗死。

（1）重点寻找病理性 Q 波，Ⅲ、aVF 导联有病理性 Q 波，考虑心肌梗死。

（2）Ⅱ、Ⅲ、aVF 导联同时有 ST 段抬高、T 波直立，诊断心肌梗死。

（3）Ⅱ、Ⅲ、aVF 导联心梗图形，定位为下壁；并有 ST 段抬高，为急性期。诊断急性下壁心肌梗死。

强化练习

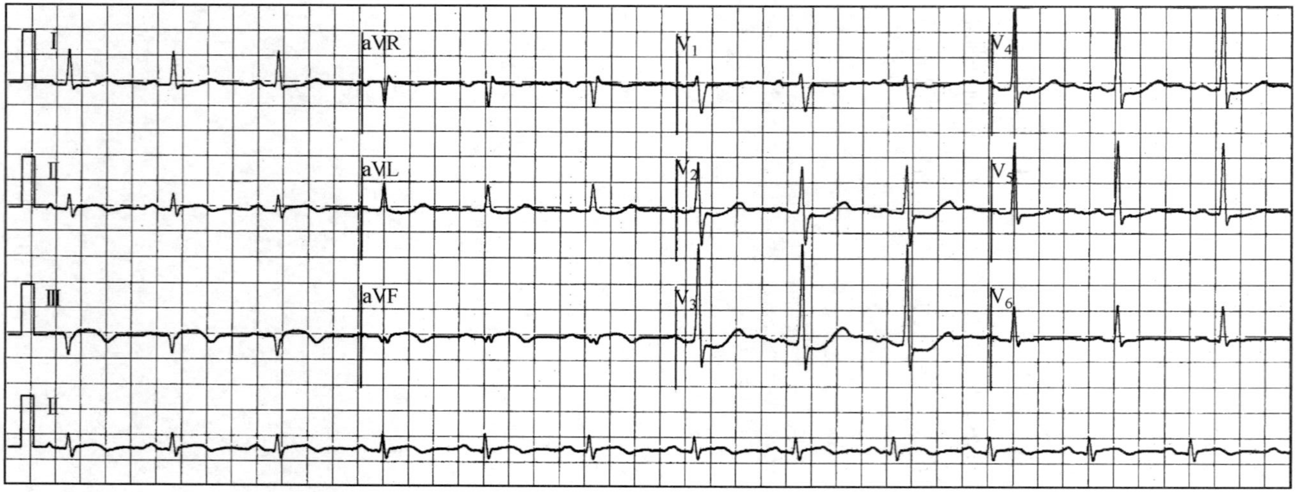

练习图 5-1

答案：

1. 看长Ⅱ导联：节律齐、心率正常、P-QRS-T 波顺序出现。P 波、QRS 波、PR 间期时间正常。基本排除心律失常。

2. 看 12 导联：Ⅲ、aVF 导联有病理性 Q 波，同时有弓背向上型 ST 段抬高（轻微），Ⅱ、Ⅲ、aVF 导联 T 波倒置，诊断下壁心肌梗死。

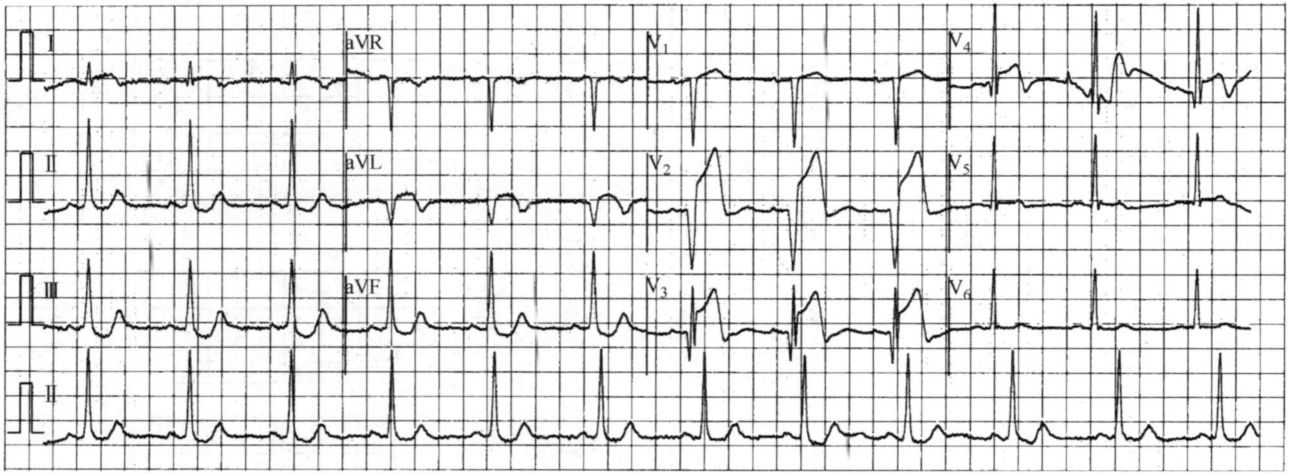

练习图 5-2

答案：

1. 看长Ⅱ导联：节律齐、心率正常、P-QRS-T 波顺序出现。P 波、QRS 波、PR 间期时间正常。基本排除心律失常。

2. 看 12 导联：V_1～V_3 导联有病理性 Q 波，V_2～V_4 导联 ST 段抬高、V_4 导联 T 波倒置，诊断急性前间壁心肌梗死。

第六单元　心室肥大

知识小结

一、左室肥大（见图 6-1）

1. 左室导联高电压　胸导联：$R_{V_5}>2.5mV$ 或 $R_{V_5}+S_{V_1}>4.0mV$（男）或 3.5mV（女）。

2. QRS 波时间<0.12s。

3. ST-T 改变　R 波为主的导联 ST 段压低，T 波低平或倒置。S 波为主的导联（如 V_1 导联），ST 段抬高，T 波直立。

4. QRS 波电轴左偏。

二、右室肥大（见图 6-1）

1. 右室导联高电压　V_1 导联 $R/S\geqslant1$，或 $R_{V_1}\geqslant1.0mV$ 或 $R_{V_1}+S_{V_5}>1.05mV$。

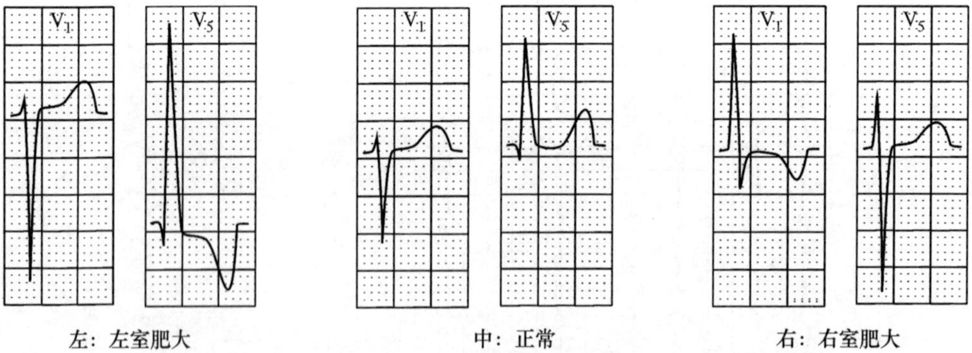

图 6-1　正常与左右室肥大图形特点

2. ST-T 改变　R 波为主的导联 ST 段压低，T 波倒置。

3. QRS 波电轴右偏。

考点提示

1. 判断心室肥大，诊断依据中，QRS 波高电压是必备条件。不达高电压标准，不诊断心室肥大。

2. 判断左右室，看代表导联。V_5 为左室导联代表，V_1 为右室导联代表。

左室肥大：左室导联高 R 波，对应右室导联深 S 波。

右室肥大：右室导联高 R 波，对应左室导联深 S 波。

3. 单有心室高电压，还不能诊断心室肥大，应加上继发性 ST-T 改变（即异常高 R 波后 ST 段下移，T 波倒置。异常深 S 波后 ST 段抬高，T 波直立）。

4. 电轴偏移及其他导联改变佐证支持。

5. 注意定标电压是否为 1mV＝10mm。

理解记忆

1. 导联反映心脏的部位　左室导联：V_5、V_6、aVL、Ⅰ；右室导联：V_1、V_2、aVR（Ⅲ）。

2. 正常心室 QRS 波　正常心电激动在左右室同步传导时，各自从心室内膜向外膜传导，形成左室向左、右室向右的心电向量。由于左室明显厚于右室，左室心电向量远大于右室，综合结果，心电向量向左。左室导联 QRS 波主波向上，右室导联 QRS 波主波向下。

3. 左室肥大（见图 6-2），向左向量更大，左室导联高电压。

4. 右室肥大（见图 6-2），向右向量增大，严重时超过左室，综合向量向右，右室导联高电压。

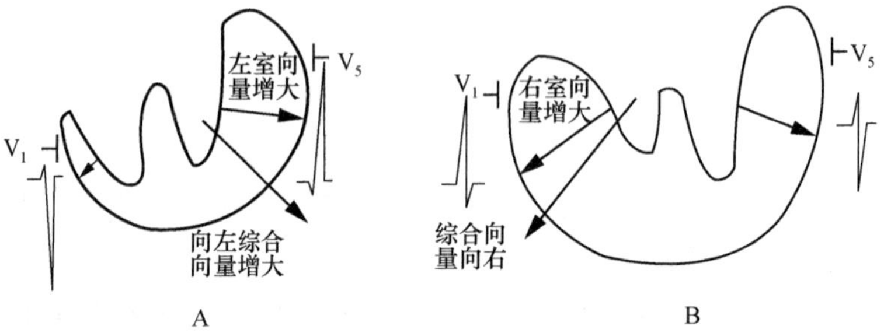

图 6-2 左右心室肥大心电向量模式图

A. 左室肥大，左室向左的向量增大，向左的综合向量增大；B. 右室肥大，右室向右的向量增大，超过了左室向左的向量，综合向量转向右

读图要点

1. 在 12 导联心电图，先在长导联上排除心律失常。再在 12 导联上查找心肌梗死 Q 波，然后判断 QRS 波电压是否增高。

2. 看 QRS 波电压　首先重点看右室代表 V_1 导联与左室代表 V_5 导联，其 R 波超过标准，即为对应心室高电压。如电压高但尚未达标准，再测 V_1+V_5（左室 $R_{V_5}+S_{V_1}$，右室 $R_{V_1}+S_{V_5}$）是否超标，以判断是否高电压。

3. 看是否有继发性 ST-T 改变　在电压异常的导联，同时看是否伴有 ST-T 异常，R 波增高同时，伴 ST 段下移，T 波倒置，基本判断心室肥大。

4. 看电轴与转位　电轴右偏支持右室肥大；电轴左偏支持左室肥大。

5. 看其他相应（右室或左室）导联电压是否支持心室肥大诊断。

6. 看方向　V_1 导联主波方向异常向上（R/S＞1），但时间基本正常，应怀疑右室肥大。

特别强调：本节心室肥大诊断只适用于应试，实际临床中，心电图诊断心室肥大，准确性差，多只做描述提示，不做诊断。

图例精讲

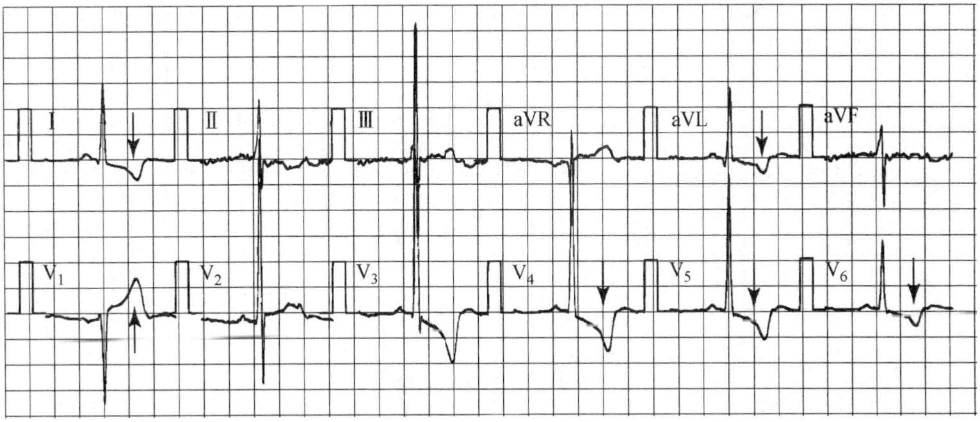

图 6-3 左室肥大

分析步骤：

1. 12 导联单搏图，心律失常需注意排除一度房室传导阻滞、束支传导阻滞。

2. 确定是否为心梗，12 导联上查找病理性 Q 波。

3. 排除心梗后，测 QRS 波电压 左室电压：$R_{V_5} > 2.5mV$，$R_{V_5} + S_{V_1} > 4.0mV$。左室高电压，怀疑左室肥大。右室电压正常。

4. 看电压异常导联的 ST-T 改变 V_5 导联 ST 段下移、T 波倒置，V_1 导联 ST 段抬高、T 波直立。诊断左室肥大。

5. Ⅰ、Ⅱ、aVL、$V_3 \sim V_6$ 导联 R 波高，ST 段下移、T 波倒置，支持左室肥大。

6. 电轴不偏。但不否定诊断。

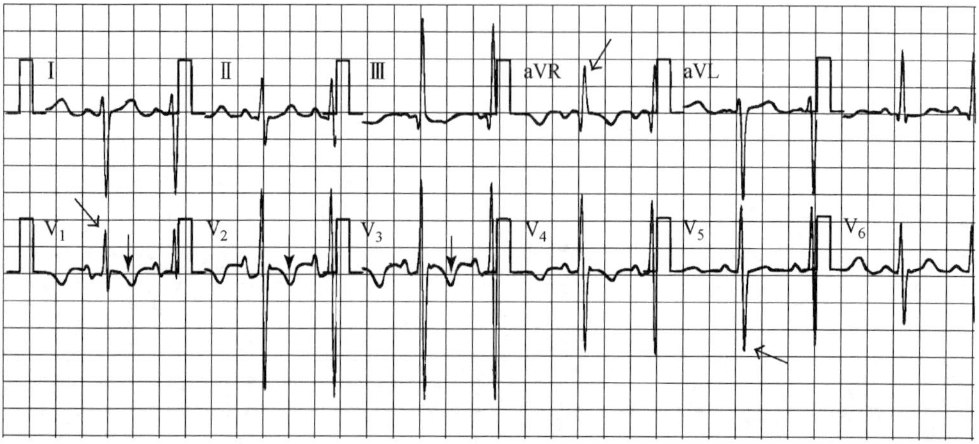

图 6-4 右室肥大心电图

分析步骤：

1. 12 导联单搏图，心律失常需注意排除一度房室传导阻滞、束支传导阻滞。

2. 确定是否为心梗，12 导联上查找病理性 Q 波。

3. 排除心梗后，测 QRS 波电压　V_1 导联主波方向向上，R_{V_1} 电压约 0.8mV 未达标，但 $R_{V_1}+S_{V_5}$ 约 2.3mV（大于 1.05mV），为右室高电压，怀疑右室肥大，左室电压正常。

4. 看电压异常导联的 ST-T 改变　V_1 导联 ST 段下移、T 波倒置，诊断右室肥大。

5. V_2～V_3 导联 T 波倒置，aVR、Ⅲ导联主波方向向上，呈高 R 波，支持右室肥大。

6. 电轴右偏，支持右室肥大。

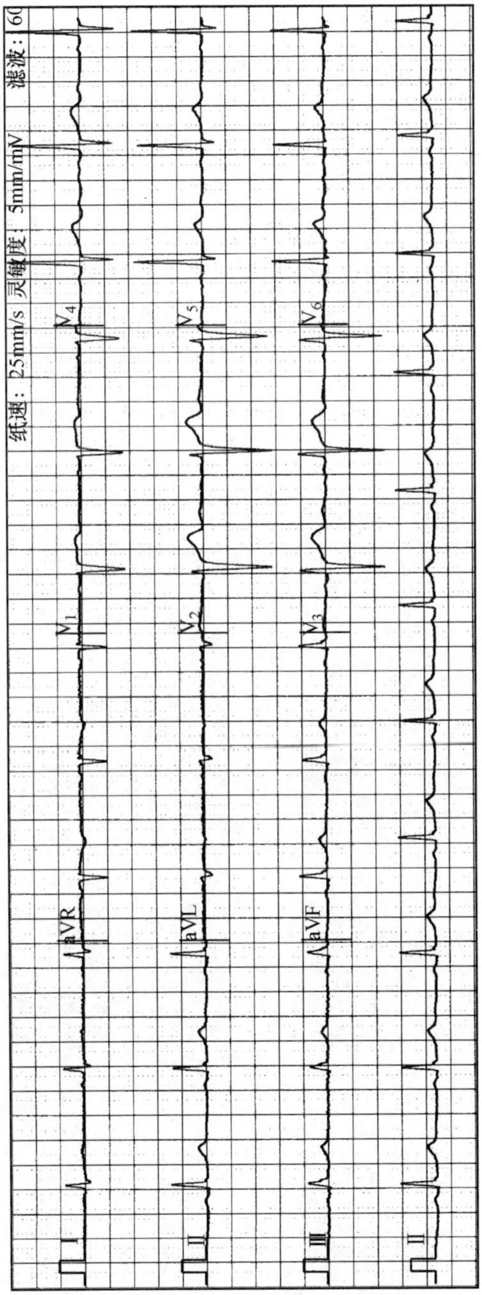

图 6-5 左室高电压（半电压图）

分析步骤：

1. 12 导联图，首先看长导联，排除心律失常。

2. 确定是否为心梗，在 12 导联上查找病理性 Q 波。

3. 排除心梗后，测 QRS 波电压　注意：本图为全导联半电压，读图时切勿忘记看定标电压（Ⅰ、Ⅱ、Ⅲ导联前面的方块，其高度即为 1mV 标准，本图中对应一大格，即 1mV＝1 大格，而常规对应 2 大格，即 1mV＝2 大格→1 大格＝0.5mV），否则很容易漏诊高电压。半电压图形的电压值是正常测量值的两倍。

4. QRS 波群　左室高电压：$R_{V_5}>2.5mV$（约 2.9mV），$R_{V_5}+S_{V_1}>4.0mV$（约 4.5mV）。

5. ST-T 正常，不支持左室肥大。

6. 电轴不偏，不支持左室肥大。

心电图诊断：窦性心律、左室高电压，不诊断左室肥大。

强化练习

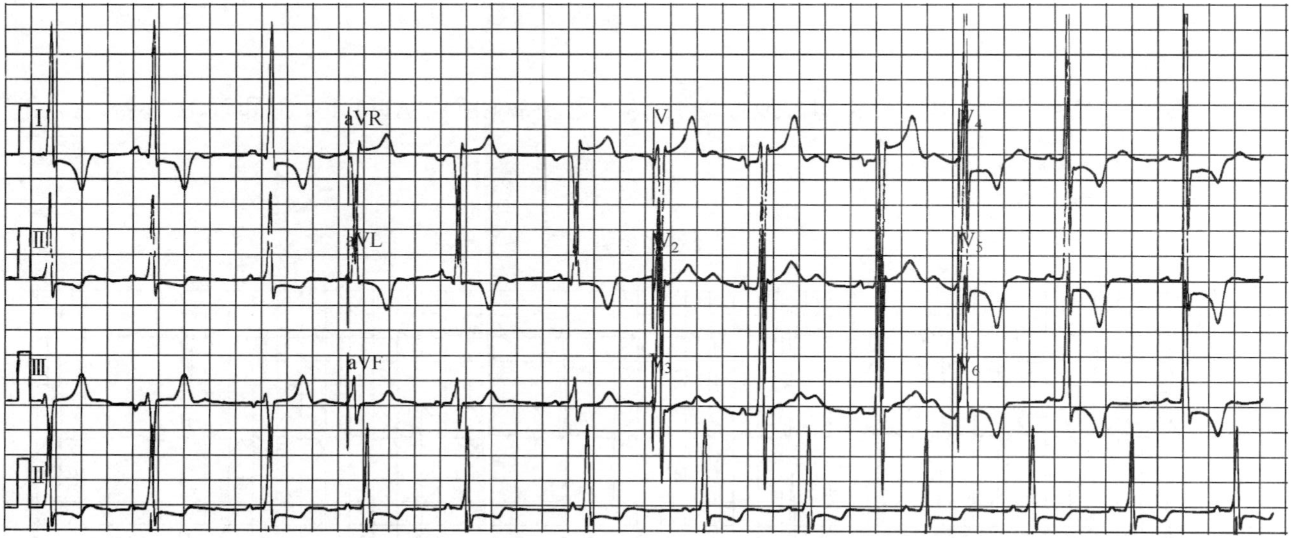

练习图 6-1

答案：

1. V_5 导联 R 波电压＞2.5mV，QRS 波不宽，V_1 导联有窄而深的 S 波，为左室高电压。

2. V_5 导联 ST 段下移、T 波倒置，V_1 导联 ST 段抬高、T 波直立，诊断左室肥大。

3. 电轴左偏，其他左右室导联图形支持左室肥大。

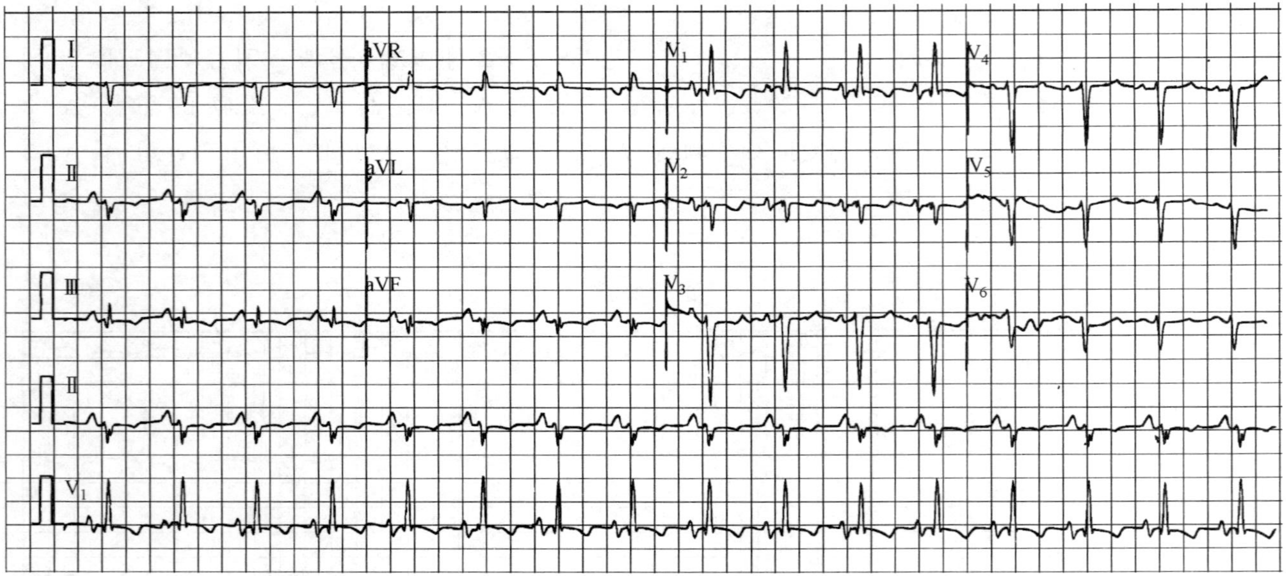

练习图 6-2

答案：

1. V_1 导联 R 波电压＞1.0mV，QRS 波不宽，V_5 导联窄而深的 S 波，$R_{V_1}+S_{V_5}$＞1.05mV，为右室高电压。

2. V_1 导联 ST 段下移、T 波倒置，诊断右室肥大。

3. 电轴右偏，其他左右室导联图形支持右室肥大。

第七单元　正常心电图

知识小结

1. 基本特征　律齐，心率 60～100 次/分，P-QRS-T 波顺序出现。

2. 三波（P、QRS、T 波）正常。

（1）时间：P、QRS 波均<0.12s。

（2）电压：P 波<0.25mV。QRS 波：R_{V_1}<1.0mV。R_{V_5}<2.5mV。T 波≥1/10 R 波。

（3）方向：aVR 导联均向下，Ⅰ、Ⅱ、V_5、V_6 导联均向上。V_1、V_2 导联 QRS 波向下。V_1～V_5 导联或 V_4 导联，R 波渐增，S 波渐减。

（4）q 波：除 aVR 导联外，q 波时间<0.04s，电压<1/4R 波。

3. PR 间期　0.12～0.20s。

4. QT_C 间期　0.32～0.44s。

5. ST 段　下移：<0.05mV，抬高：多<0.1mV。

考点提示

1. 正常心电图判断内容较多，按顺序判断费时，不熟练的考生在应试中，可采取排除法。

2. 一种方法是对备选答案逐项排除。另一种是按大纲要求，对心律失常、心肌梗死、心室肥大逐项排除。

3. 无论单导联心电图、12 导联单搏心电图，或是 12 导联多搏心电图，均可能为正常心电图，不可投机。

4. 对长单导联图，一般排除心律失常后，即为正常心电图。因心肌梗死与心室肥大的诊断多需提供多导联心电图。

5. 对 12 导联心电图，还必须排除心肌梗死、心室肥大与左右束支传导阻滞（前二种异常一般会给出 12 导联）。

6. 排除心律失常（大纲中包括的）：主要在长单导联图上，看基本特征（节律、心率、P-QRS-T 波顺序出现）、时间、P 波方向正常与否。

7. 排除心肌梗死　在 12 导联上，仔细寻找有无病理性 Q 波，同时看 ST 段移位、T 波异常。

8. 排除心室肥大　在 12 导联上，看 QRS 波电压与方向，重点 V_1、V_5 导联。

轻松记忆

心律失常判断	心肌梗死判断	心室肥大判断
律齐率适三波顺	Q/ST/T 全导查	QRS 电压高
时间正常 3、5 格	Q 宽不超 1 小格	心室肥厚应想到
PR 间期小 3～5	深度小于 1/4R	V_5 左室 V_1 右
RR 间期大 3～5	超标心梗意义大	加 ST-T 方可诊
P 波方向定窦性	记住除外 aVR	临床还是超声定

读图要点

1. 在长导联上，看基本特征（节律、心率、P-QRS-T 波顺序出现）与时间（P 波、QRS 波、PR 间期），无异常即排除大部分心律失常。

2. 在 12 导联上，看 P 波，方向正常，排除异位心律。

3. 在 12 导联上，仔细寻找有无病理性 Q 波，同时看 ST 段移位、T 波异常。如无异常，排除心肌梗死。

4. 在 12 导联上，看 QRS 波电压与方向，重点 V_1、V_5 导联，电压正常，V_1 导联 QRS 主波（振幅最大的）方向向下，V_5 导联 QRS 主波方向向上，排除心室肥大。

5. 最后确定正常心电图。

图例精讲

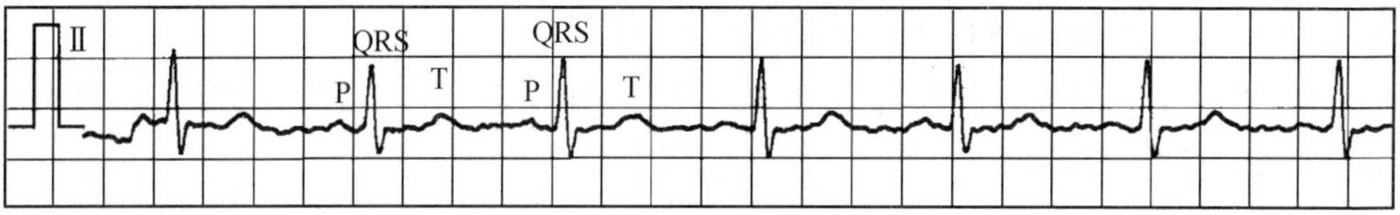

图 7-1 单导联正常心电图

分析步骤：

1. 单导联心电图，首先排除心律失常。

（1）心律齐，心率正常，P、QRS、T 波规律顺序出现。

（2）时间正常（P、QRS 波＜0.12s；PR 间期正常、固定）。

（3）P 波在Ⅱ导联向上，规律出现，为窦性心律。

基本排除心律失常，考虑为正常心电图。

2. 无病理性 Q 波，ST-T 正常，QRS 波电压、方向正常，支持正常心电图。

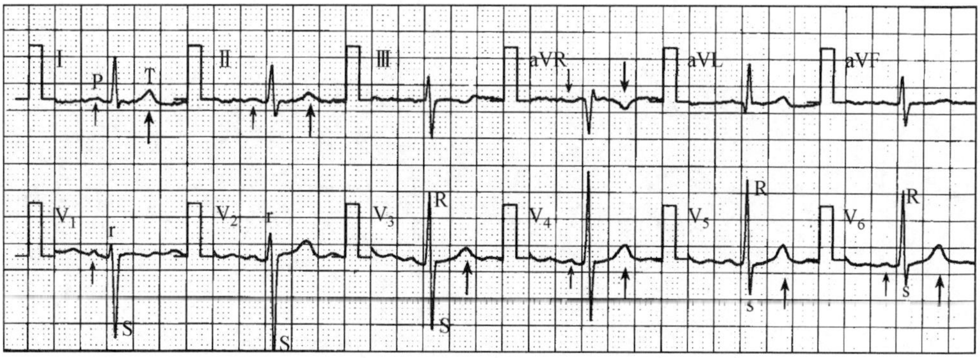

图 7-2 12 导联单搏正常心电图

分析步骤：

1. 12 导联单搏心电图，首先排除心肌梗死：各导联未见病理性 Q 波。

2. 排除心室肥大　QRS 波电压在 V_1、V_5 导联未达高电压标准、V_1 导联主波向下。V_5 导联主波向上，排除心室肥大。

3. 排除左右束支传导阻滞　在 V_1、V_6 导联，QRS 波形态、方向、时间正常，未见 M 头或宽 R 波。

4. 排除心律失常

(1) P、QRS、T 波规律顺序出现。

(2) 时间正常（P、QRS 波<0.12s；PR 间期正常、固定）。

(3) P 波在Ⅱ导联向上，规律出现，为窦性心律。

5. 诊断正常心电图。

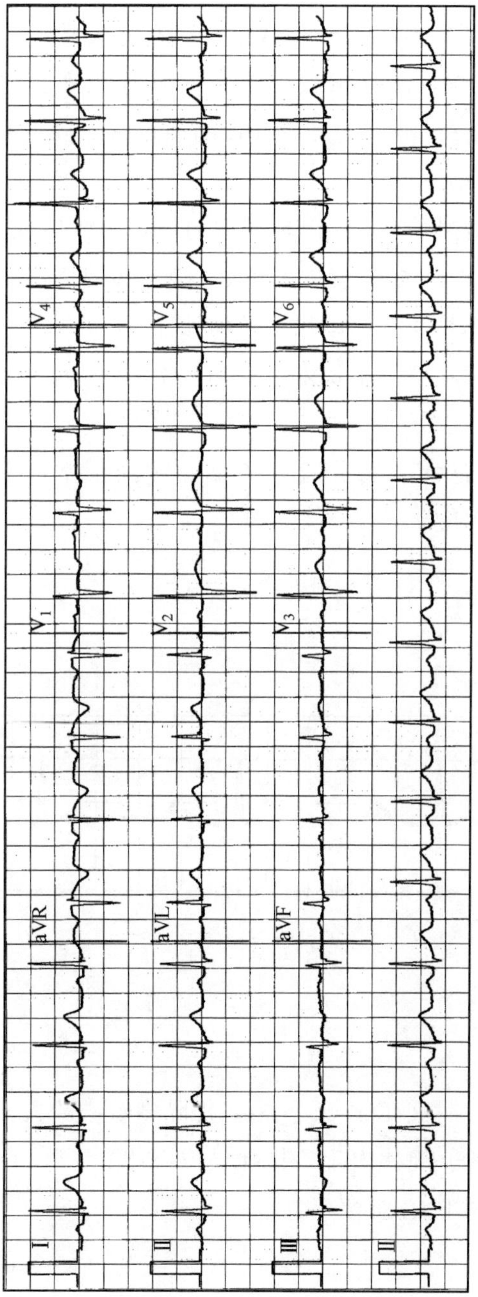

图 7-3　12 导联正常心电图

分析步骤：

1. 12 导联多搏心电图，首先在长导联上排除心律失常。

（1）心律齐，心率正常，P、QRS、T 波规律顺序出现。

（2）时间正常（P、QRS 波<0.12s；PR 间期正常、固定）。

2. 在 12 导联上排除异位心律

P 波在Ⅰ、Ⅱ、aVF 导联向上，aVR 导联向下，规律出现，为窦性心律。

3. 在 12 导联上排除心肌梗死、心室肥大、束支传导阻滞。

（1）各导联未见病理性 Q 波，排除心肌梗死。

（2）QRS 波电压在 V_1、V_5 导联未达高电压标准，V_1 导联主波向下，V_5 导联主波向上，排除心室肥大。

（3）在 V_1、V_6 导联，QRS 波形态、方向、时间正常，未见 M 头或宽 R 波，排除左或右束支传导阻滞。

4. 诊断正常心电图。

强化练习

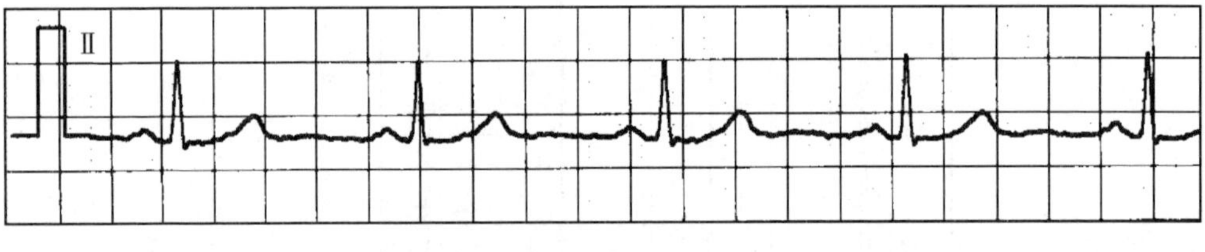

练习图 7-1

答案：

单导联心电图

1. 律齐率适三波顺，时间正常 3、5 格。排除多数心律失常。

2. P 波有，方向正常、规律出现，排除异位心律。

3. 无病理性 Q 波，排除心肌梗死。

4. 确定正常心电图。

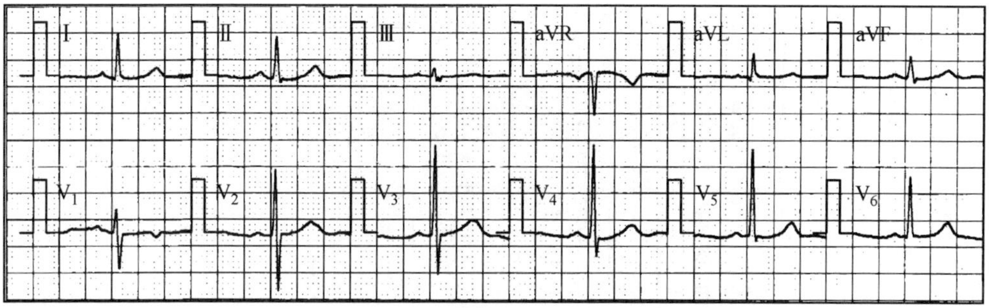

练习图 7-2

答案：

12 导联单搏心电图

1. 各导联无病理性 Q 波，排除心肌梗死。

2. 左右室导联无异常高电压，排除心室肥大。

3. 左右室导联 QRS 波无异常形态、不宽，排除束支传导阻滞。

4. P、QRS、T 三波顺序出现，时间正常。P 波有，方向正常、规律出现，排除多数心律失常。

5. 确定正常心电图。

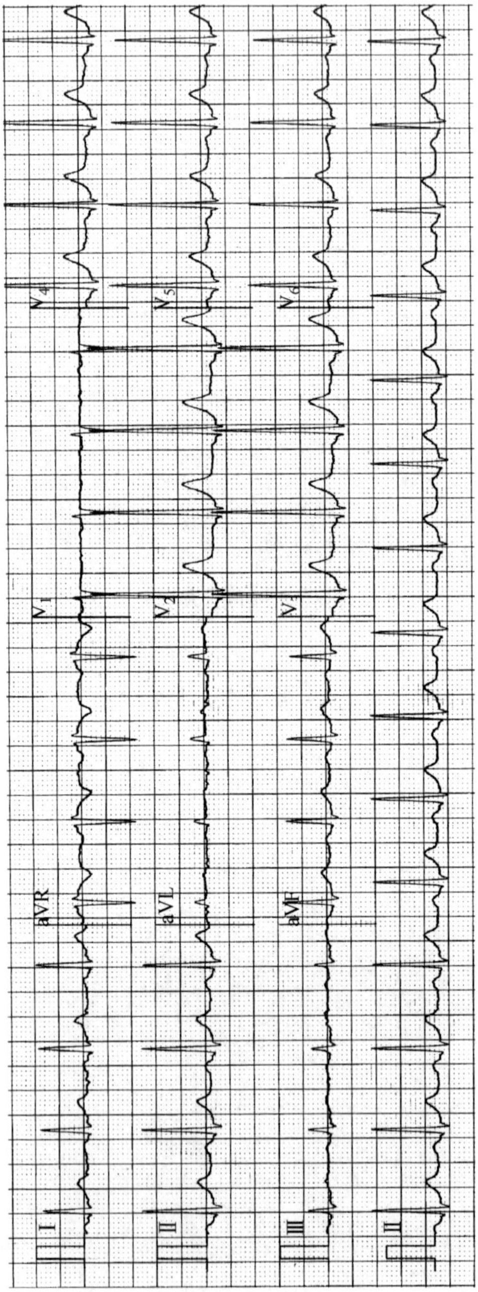

练习图 7-3

答案：

12 导联多搏心电图

1. 看长导联

律齐率适三波顺，时间正常 3、5 格。P 波有，方向正常、规律出现，排除心律失常。

2. 看 12 导联

（1）各导联无病理性 Q 波，排除心肌梗死。

（2）左右室导联无异常高电压，排除心室肥大。

（3）左右室导联 QRS 波无异常形态、不宽，排除束支传导阻滞。

（4）确定正常心电图。

第八单元　复习总结

专题一　心电图诊断简要小结

1. 窦性心动过速

①节律齐；②心率快：RR 间期＜3 大格；③符合窦性：有规律 P 波，Ⅱ导联向上，aVR 导联向下。

2. 窦性心动过缓

①节律齐；②心率慢：RR 间期＞5 大格；③符合窦性：有规律 P 波，Ⅱ导联向上，aVR 导联向下。

3. 房性期前收缩

①符合早搏：有提前激动；②符合房性：提前激动有 P 波，且形态异常（可正可逆），PR 间期＞3 小格。其后 QRS 波多正常。

提示：P 波后可无 QRS 波或为宽大畸形 QRS 波。

4. 室性期前收缩

①符合早搏：有提前激动；②符合室性：提前的为宽 QRS 波。

5. 阵发性室上性心动过速

①律特齐；②率特快：RR 间期＜2 大格；③窄 QRS 波（完全一致）；④无 P 波（或无法辨认）。

6. 室性心动过速

①律齐；②率特快：RR 间期接近或≤2 大格；③宽 QRS 波（可不完全一致）。

如期间见到窦性 P 波，或偶有正常 QRS 波，或偶有形态介于正常与宽 QRS 波之间的 QRS 波，支持确诊。

7. 心房颤动

①QRS 波节律绝对不齐；②无 P 波；③多见房颤波。

8. 心室颤动

P-QRS-T 波均无，只有不规则的锯齿波。

9. 一度房室传导阻滞

PR 间期固定，且＞1 大格。

10. 二度房室传导阻滞

（1）二度诊断：P 波规律，部分 P 波后无 QRS 波。

（2）Ⅰ型：PR 间期逐渐延长，至 QRS 波脱漏。

（3）Ⅱ型：PR 间期固定，QRS 波突然脱漏。

（4）2∶1 型：P 波下传-脱漏-下传-脱漏，规律变化。

11. 三度房室传导阻滞

①PR 间期不固定，无规律；②P、QRS 波各自有规律，P 波频率快于 QRS 波频率。

12. 心肌梗死

（1）有病理性 Q 波，且在≥2 个同组导联中。

（2）急性心梗：病理性 Q 波并有相应导联 ST 段抬高。

（3）定位：依据病理性 Q 波出现的导联。

$$\left.\begin{array}{l}\text{前间壁：}V_1\sim V_3\\ \text{前壁：}V_3\sim V_5\\ \text{侧壁：}V_5\sim V_6\end{array}\right\}\text{广泛前壁}$$

高侧壁：Ⅰ、aVL

下壁：Ⅱ、Ⅲ、aVF

13. 右束支传导阻滞

V_1 导联：rsR′或 M 头。

14. 左束支传导阻滞

V_6 导联：无 q 的宽 R 波（呈 M 头或粗钝、顿挫）。

15. 左室肥大

①$R_{V_5}>2.5mV$ 或 $R_{V_5}+S_{V_1}>4.0mV$（男）或 3.5mV（女）；②V_5 导联 ST 段压低，T 波倒置。

16. 右心室肥大

①V_1 导联 R/S≥1，或 R_{V_1}≥1.0mV 或 $R_{V_1}+S_{V_5}$>1.05mV；②V_1 导联 ST 段压低，T 波倒置。

17. 正常心电图

（1）心律齐，心率正常，P-QRS-T 波顺序出现。

（2）P 波、QRS 波群、PR 间期时间正常。

（3）无病理性 Q 波，ST-T 正常。

（4）P、QRS、T 波电压正常，方向正常。

专题二　单导联心电图攻略

单导联心电图重点看心律失常，也可诊断正常心电图。

一、QRS 节律整齐与否

1. 如整齐，排除房颤，早搏，二度Ⅰ型、二度Ⅱ型房室传导阻滞。

2. 如不整齐，看是否有规律可循

（1）有规律：①规律基础上突变为早搏、二度Ⅱ型房室传导阻滞。②渐变规律为二度Ⅰ型房室传导阻滞。

（2）无规律可循，考虑房颤，无 P 波时确定。

二、QRS 率快慢

确定有无心动过速或过缓。

1. 正常　排除心动过速、心动过缓。

2. 心动过速

（1）窄 QRS 波为室上性，依据 P 波有无、方向及心率，区分窦速与阵发性室上性心动过速。①窦速：有 P 波，方向正常，心率多≤150 次/分。②阵发性室上性心动过速：无 P 波，心率多>150 次/分。

（2）宽 QRS 波多为室性心动过速。

3. 心动过缓　依据 P 波与 QRS 波的关系，区分窦缓与房室传导阻滞（二度等比例阻滞，三度）。

（1）PR 间期固定，QRS 波无脱漏为窦缓。

（2）PR 间期不固定、无规律为三度。

（3）PR 间期固定，QRS 波等比例脱漏，为二度。

三、P-QRS-T 波顺序出现（P 波与 QRS 波关系）

1. 正常，排除房颤、二度、三度房室传导阻滞。但要测 PR 间期，>0.20s，为一度房室传导阻滞。

2. P 波多于 QRS 波。

（1）P 波规律：QRS 波脱漏，房室传导阻滞（二度、三度）。

（2）P 波提前：房早未下传。

3. P 波少于 QRS 波：宽 QRS 波，且率特快，多为室速。

4. 无 P 波

（1）快而齐的室律（掩盖了 P 波）：室上速、室速。

（2）绝对不齐的室律，有颤动波：房颤。

四、QRS 波宽窄

1. 窄 QRS 波　为室上性起搏，正常、窦性或室上性。

2. 宽 QRS 波

（1）室性起搏：①室速；②三度房室传导阻滞。

（2）室上性起搏：束支传导阻滞。看 V_1、V_6 图形定左右。

五、正常心电图判断

（1）心律齐，心率正常，P-QRS-T 波顺序出现。

（2）P 波、QRS 波群正常，PR 间期时间固定、正常。

专题三　12导联单搏心电图攻略

12导联单搏心电图，主要看心肌梗死及心室肥大、左右束支传导阻滞、正常心电图。大部分心律失常无法诊断。

一、判断有无心肌梗死

1. 寻找病理性Q波（时间＞1小格，或电压＞1/4R）。

2. 判断病理性Q波的意义

（1）无意义：①aVR导联的Q波。②单独V_1的QS波或Ⅲ或aVL导联的Q波，无ST-T改变，多为正常。

（2）提示心梗：≥两个导联的病理性Q波，且定位成组。

3. 心梗分期　病理性Q波的导联同时有ST段抬高（T波倒置），为急性期。

4. 心梗定位　依据病理性Q波所在导联。

二、判断有无心室肥大

1. 看QRS波是否高电压。

2. 依据高R波所在导联，确定左右（V_1导联右，V_5导联左）。

3. 高电压后是否有继发性ST-T改变。

三、判断是否束支传导阻滞

1. 看QRS波群是否增宽，形态有无异常。

2. 宽QRS波时，重点看V_1、V_6导联。

（1）右束支传导阻滞：V_1导联：rsR′或M头。

（2）左束支传导阻滞：V_6导联：无q的宽R波（呈M头或粗钝、顿挫）。

四、正常心电图的判断

1. 无病理性Q波，排除心梗。

2. QRS 波无高电压，排除心室肥大。

3. QRS 波不宽，无 M 头，排除束支传导阻滞。

4. PR 间期固定、正常，排除一度房室传导阻滞。

专题四　12 导联多搏心电图攻略

12 导联多搏图，无需紧张，只需逐项分析，但不可投机。

1. 如有长导联图，首先判读心律失常，如无长导联，直接看Ⅱ导联，按单导联心电图判读步骤分析。

2. 然后看 12 导联，按 12 导联单搏心电图判读步骤分析。

3. 判断为正常心电图时，最好将备选答案再逐项排除一遍。

第九单元　真题模考

专题一　单导联心电图检测

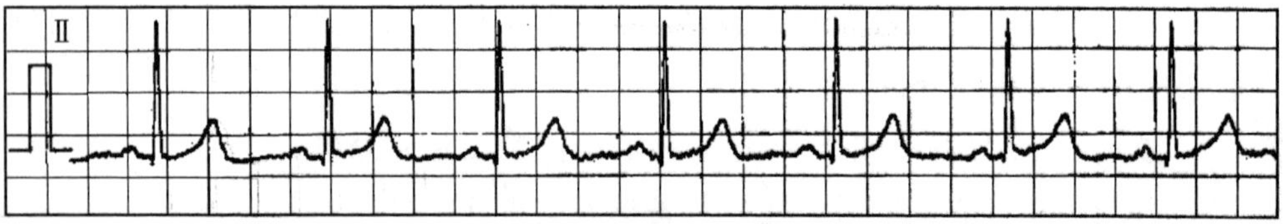

模考图 9-1

A. 正常心电图；B. 窦性心动过速；C. 窦性心动过缓；D. 心房颤动

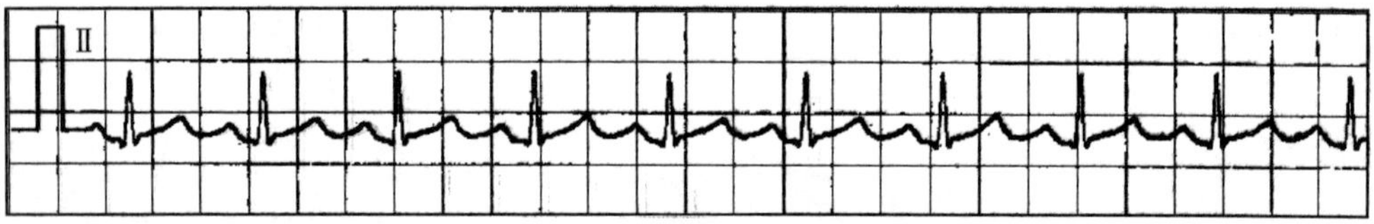

模考图 9-2

A. 正常心电图；B. 窦性心动过速；C. 阵发性室上性心动过速；D. 心房颤动

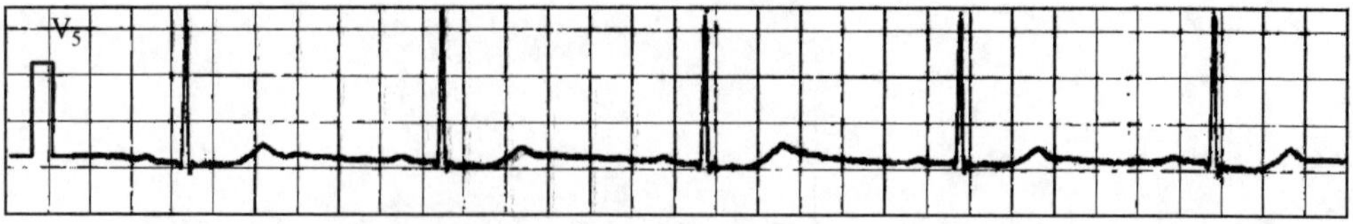

模考图 9-3

A. 正常心电图；B. 窦性心动过缓；C. 心房颤动；D. 二度房室传导阻滞

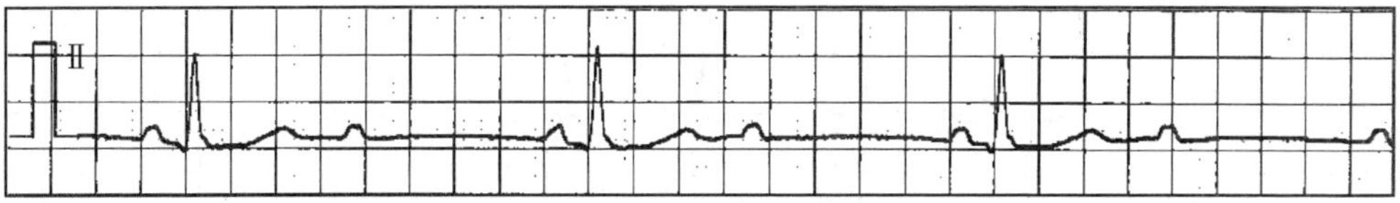

模考图 9-4

A. 窦性心动过缓；B. 心房颤动缓慢心室率；C. 二度房室传导阻滞；D. 三度房室传导阻滞

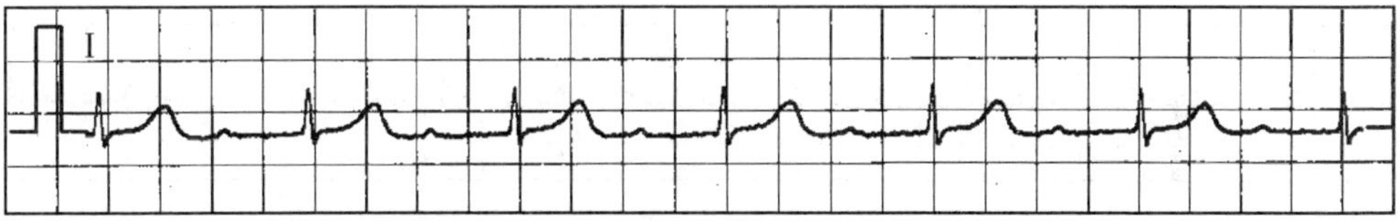

模考图 9-5

A. 正常心电图；B. 一度房室传导阻滞；C. 二度房室传导阻滞；D. 三度房室传导阻滞

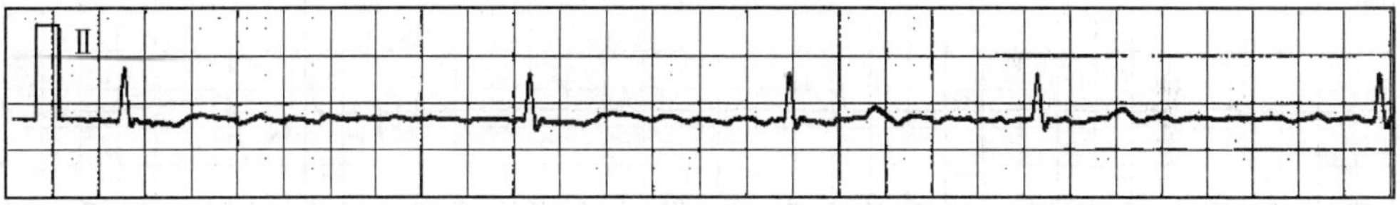

模考图 9-6

A. 二度房室传导阻滞；B. 三度房室传导阻滞；C. 心房颤动；D. 窦性心动过缓

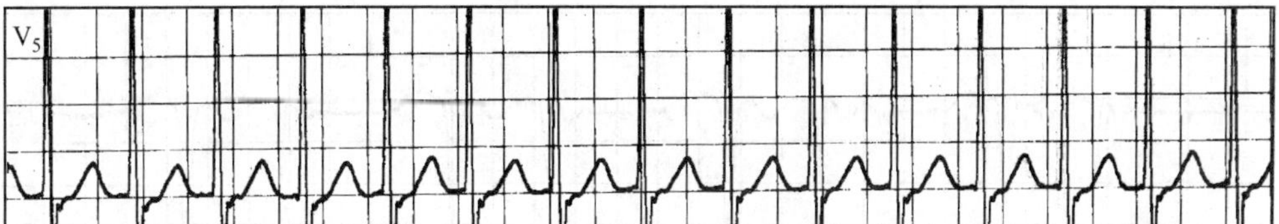

模考图 9-7

A. 正常心电图；B. 窦性心动过速；C. 阵发性室上性心动过速；D. 室性心动过速

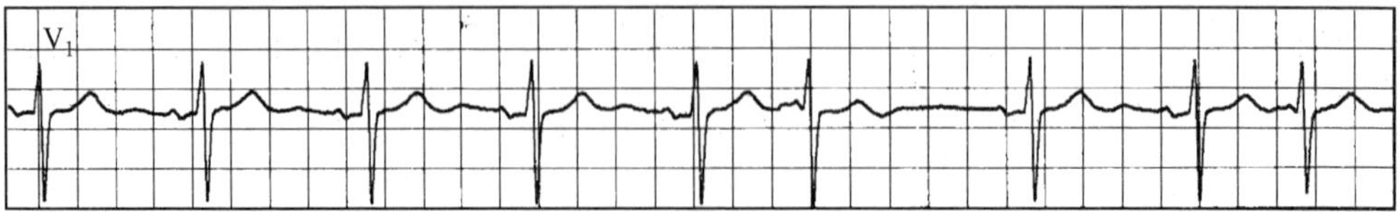

模考图 9-8

A. 正常心电图；B. 窦性心动过速；C. 房性早搏；D. 心房颤动

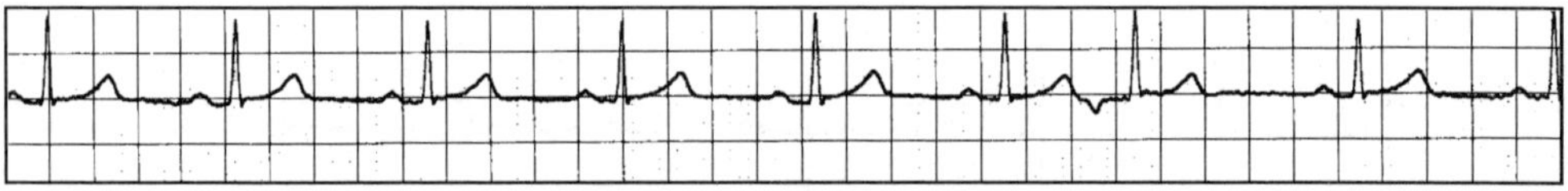

模考图 9-9

A. 正常心电图；B. 窦性心动过速；C. 房性早搏；D. 心房颤动

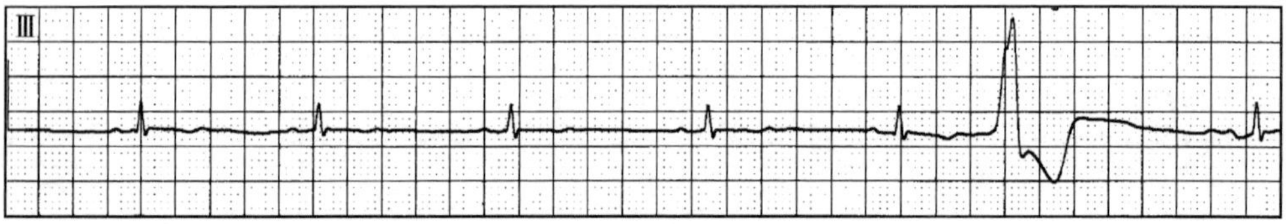

模考图 9-10

A. 正常心电图；B. 室性早搏；C. 房性早搏；D. 二度房室传导阻滞

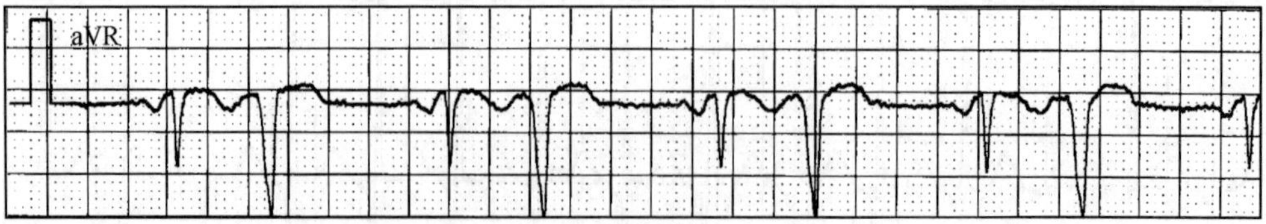

模考图 9-11

A. 心房颤动；B. 室性早搏；C. 房性早搏；D. 心肌梗死

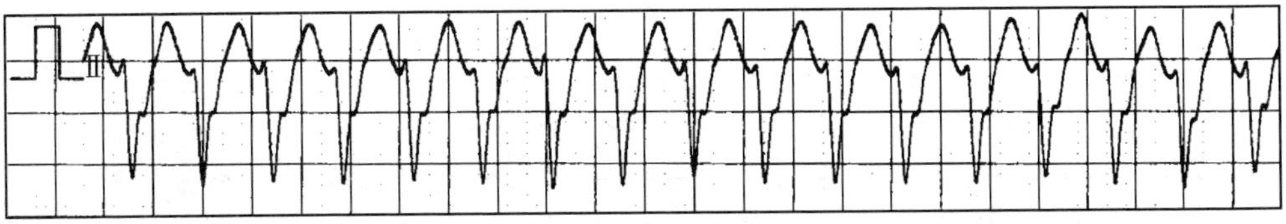

模考图 9-12

A. 心房颤动；B. 室性早搏；C. 阵发性室上性心动过速；D. 室性心动过速

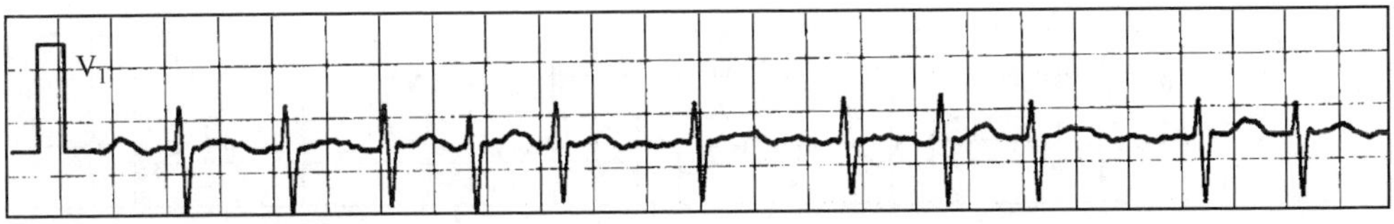

模考图 9-13

A. 房性早搏；B. 心房颤动；C. 阵发性室上性心动过速；D. 窦性心动过速

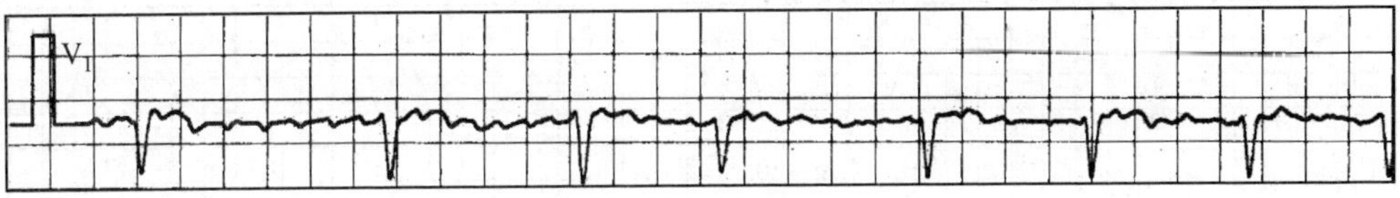

模考图 9-14

A. 窦性心动过缓；B. 室性早搏；C. 房性早搏；D. 心房颤动

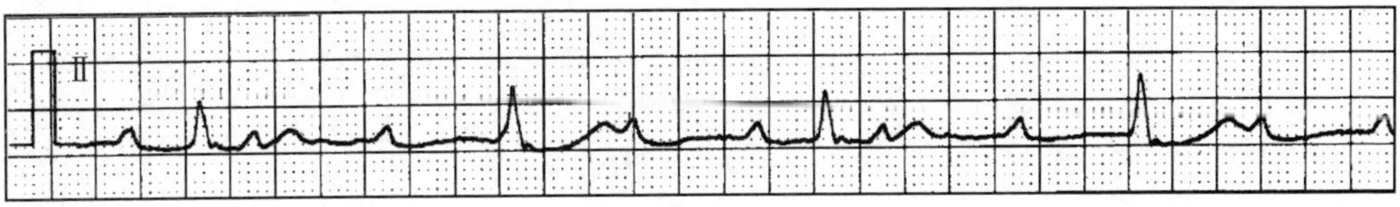

模考图 9-15

A. 一度房室传导阻滞；B. 二度Ⅰ型房室传导阻滞；C. 二度Ⅱ型房室传导阻滞；

D. 三度房室传导阻滞

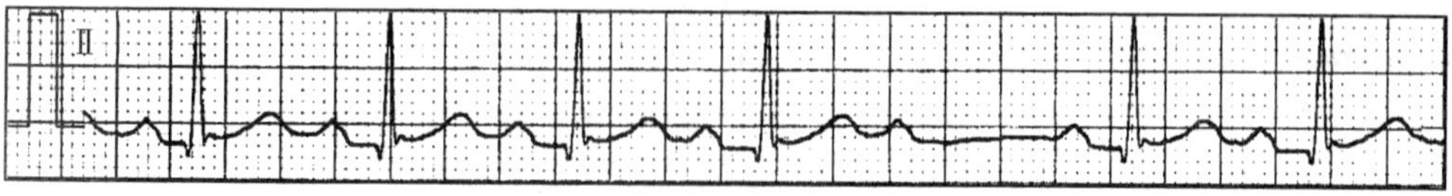

模考图 9-16

A. 心房颤动；B. 二度Ⅰ型房室传导阻滞；C. 二度Ⅱ型房室传导阻滞；D. 三度房室传导阻滞

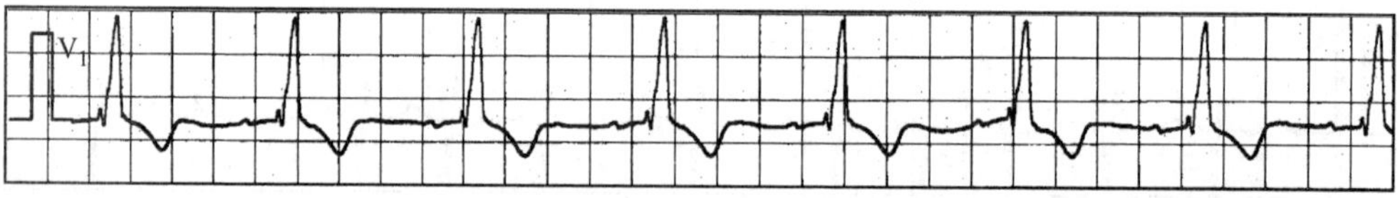

模考图 9-17

A. 室性心动过速；B. 阵发性室上性心动过速；C. 右束支传导阻滞；D. 左束支传导阻滞

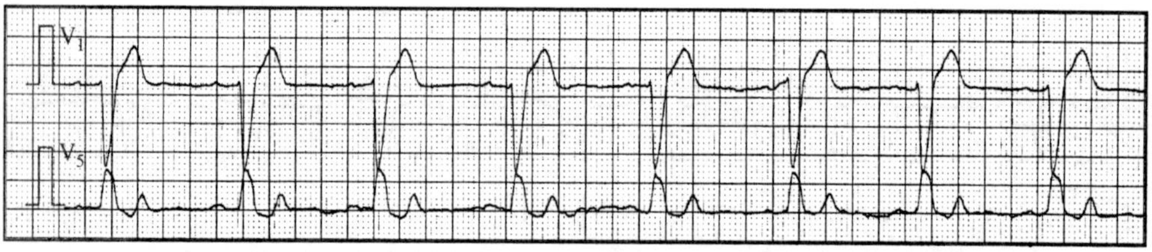

模考图 9-18

A. 正常心电图；B. 室性心动过速；C. 右束支传导阻滞；D. 左束支传导阻滞

专题二　12 导联心电图检测

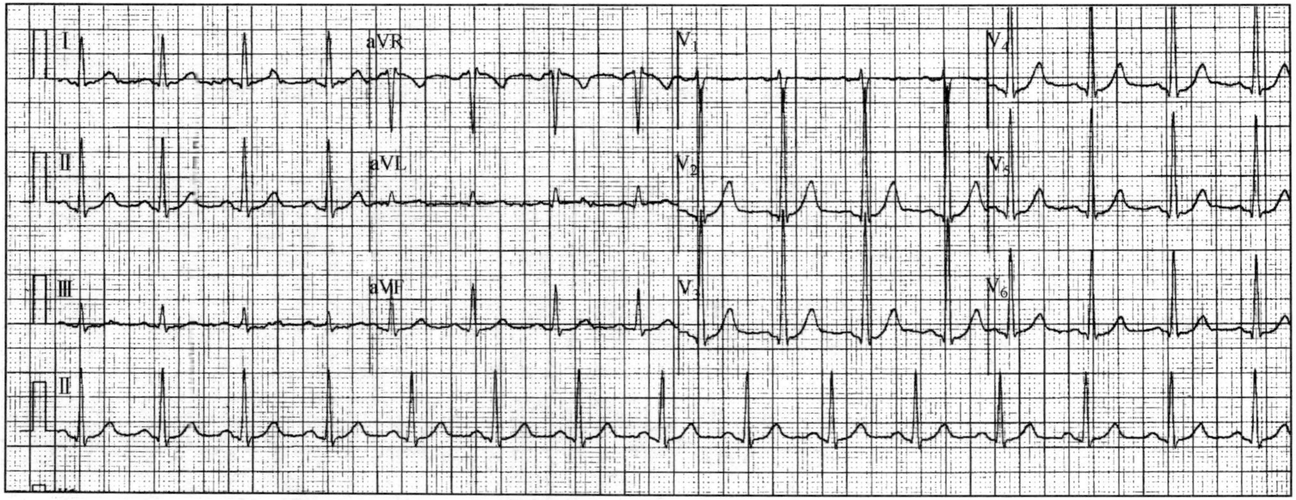

模考图 9-19

A. 急性心肌梗死；B. 窦性心动过速；C. 心房颤动；D. 正常心电图

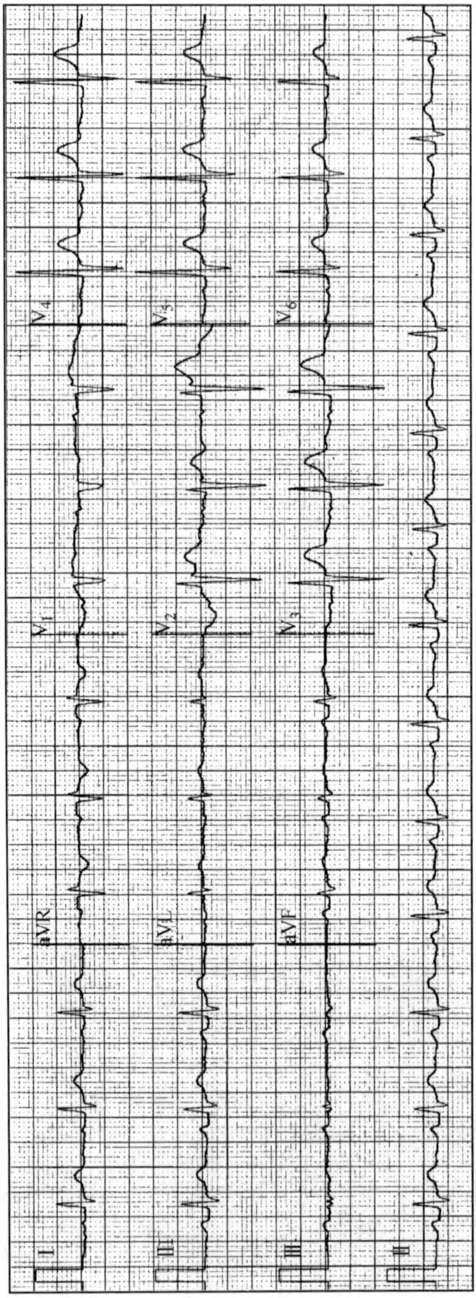

模考图 9-20

A. 前间壁心肌梗死；B. 心房颤动；C. 阵发性室上性心动过速；D. 正常心电图

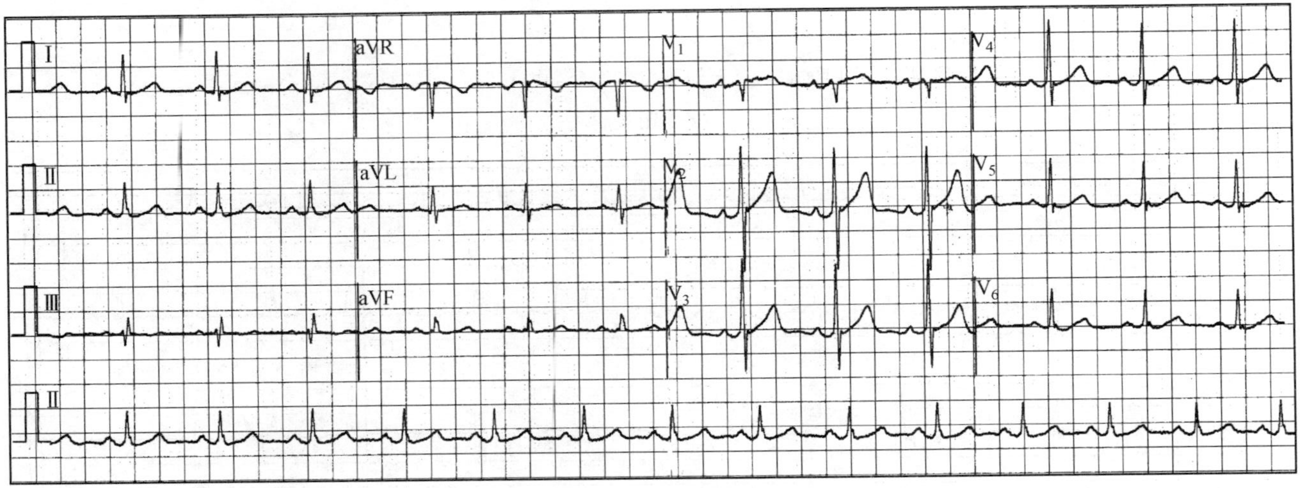

模考图 9-21

A. 前间壁心肌梗死；B. 下壁心肌梗死；C. 正常心电图；D. 房性早搏

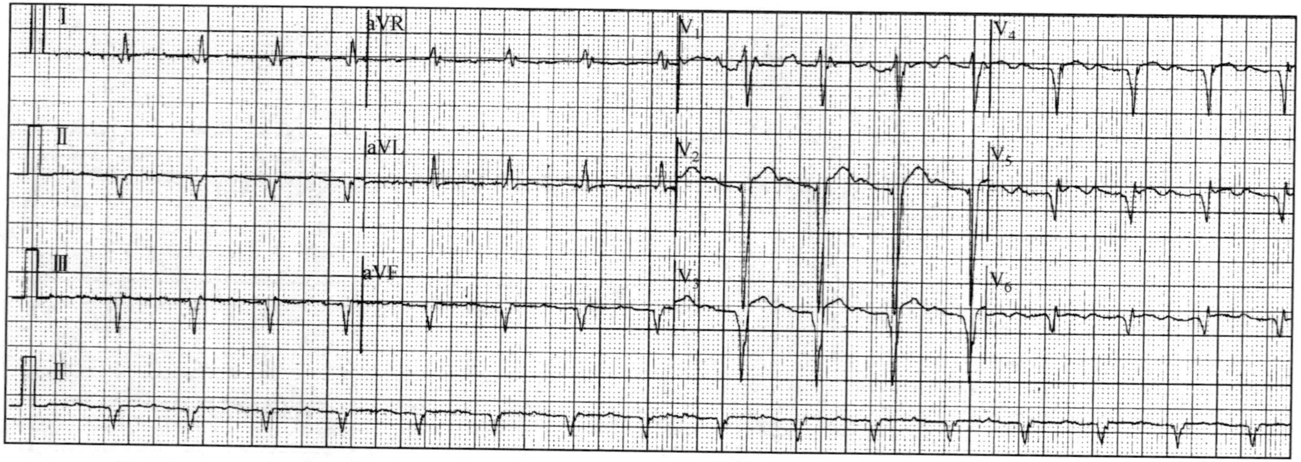

模考图 9-22

A. 心房颤动；B. 正常心电图；C. 心肌梗死；D. 阵发性室上性心动过速

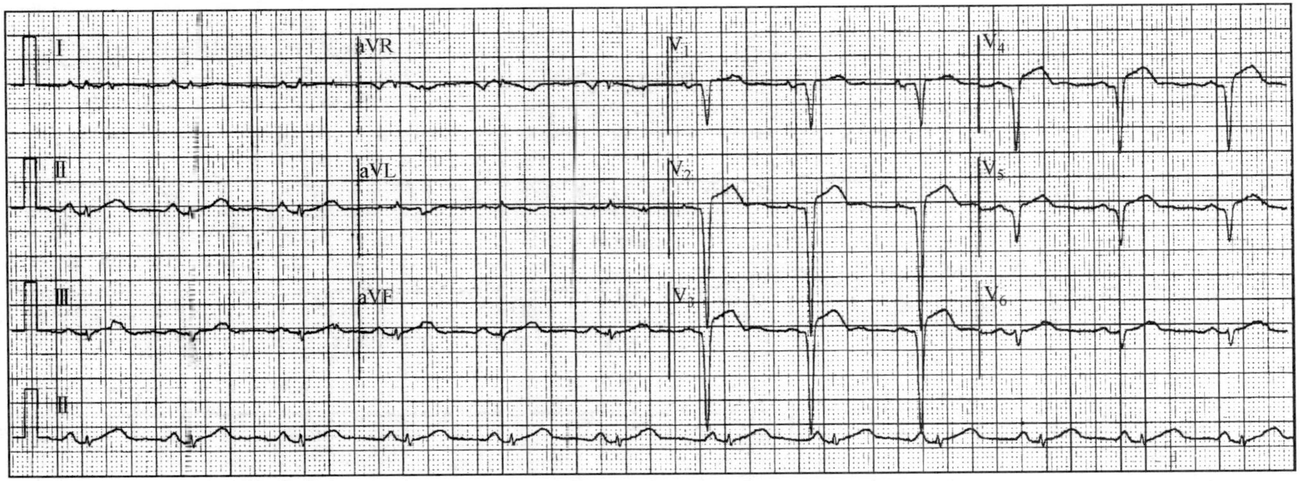

模考图 9-23

A. 急性前间壁心肌梗死；B. 下壁心肌梗死；C. 急性广泛前壁心肌梗死；D. 高侧壁心肌梗死

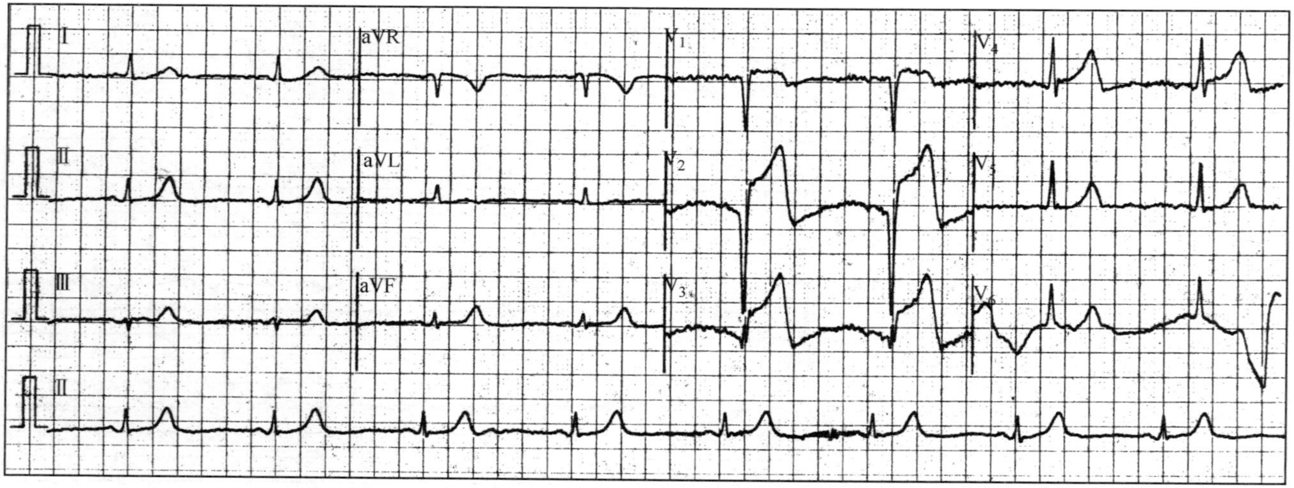

模考图 9-24

A. 急性前间壁心肌梗死；B. 急性下壁心肌梗死；C. 急性广泛前壁心肌梗死；D. 急性高侧壁心肌梗死

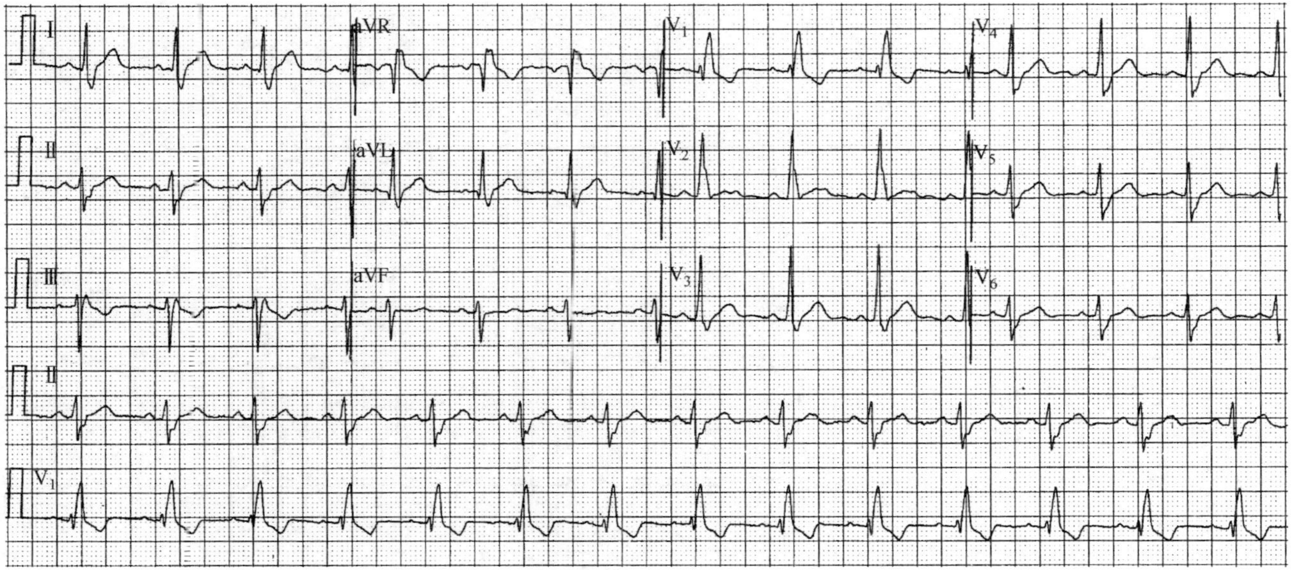

模考图 9-25

A. 急性心肌梗死；B. 完全性右束支传导阻滞；C. 右室肥大；D. 正常心电图

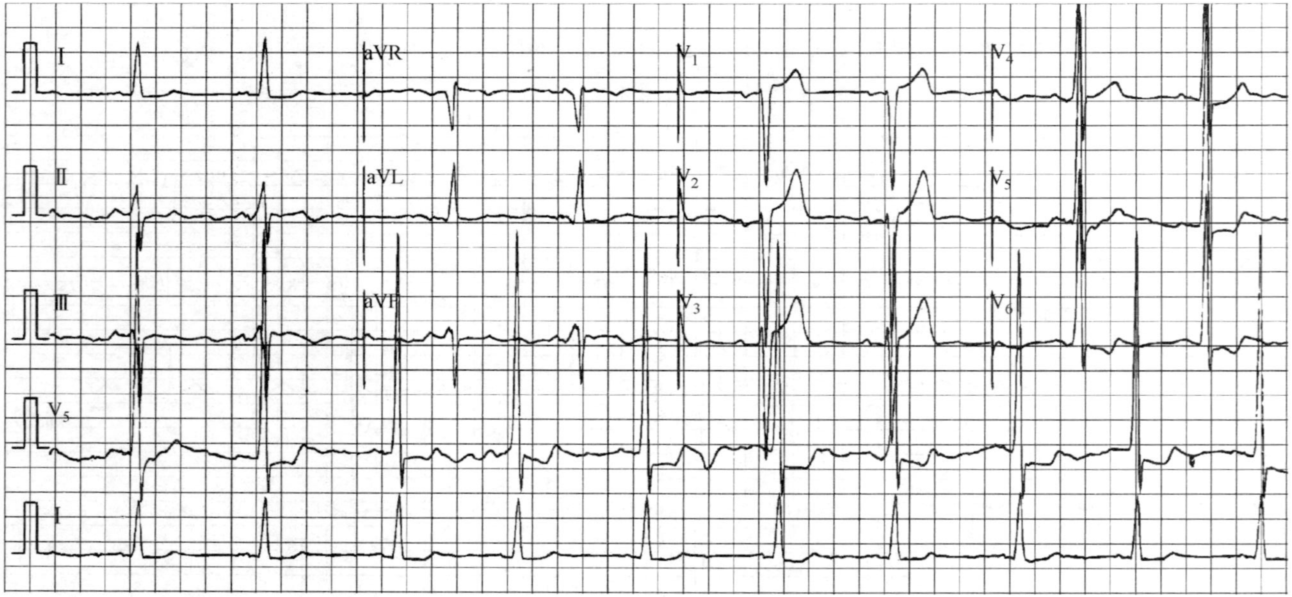

模考图 9-26

A. 急性心肌梗死；B. 左室肥大；C. 完全性左束支传导阻滞；D. 正常心电图

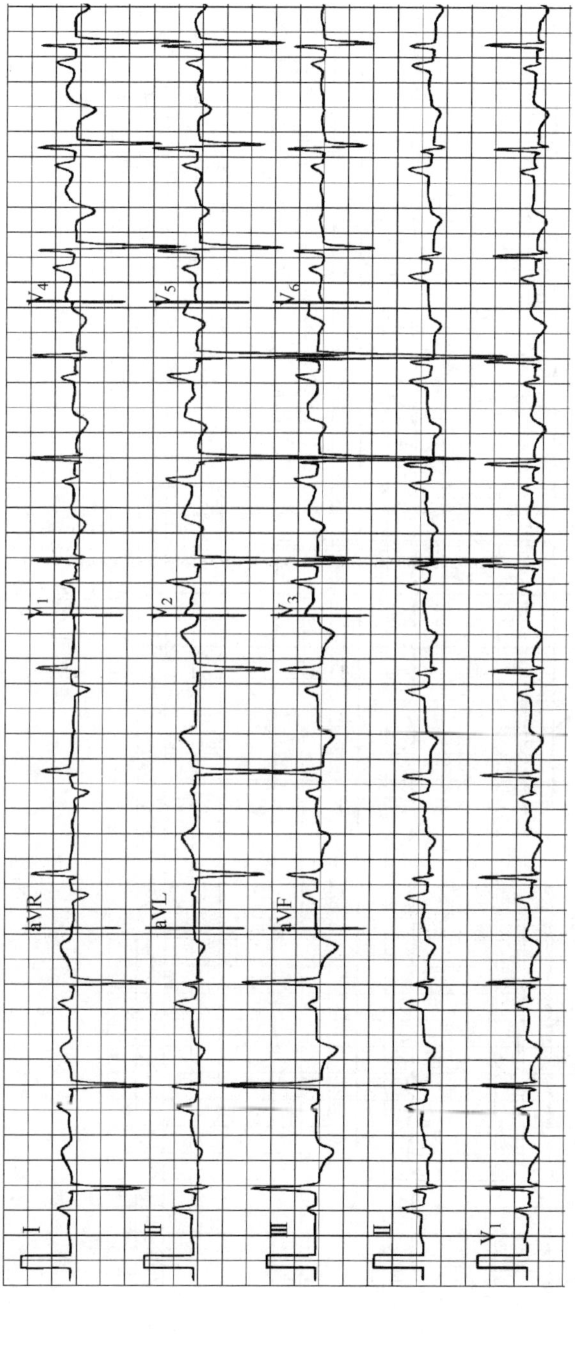

模考图 9-27

A. 急性心肌梗死；B. 完全性右束支传导阻滞；C. 右室肥大；D. 正常心电图

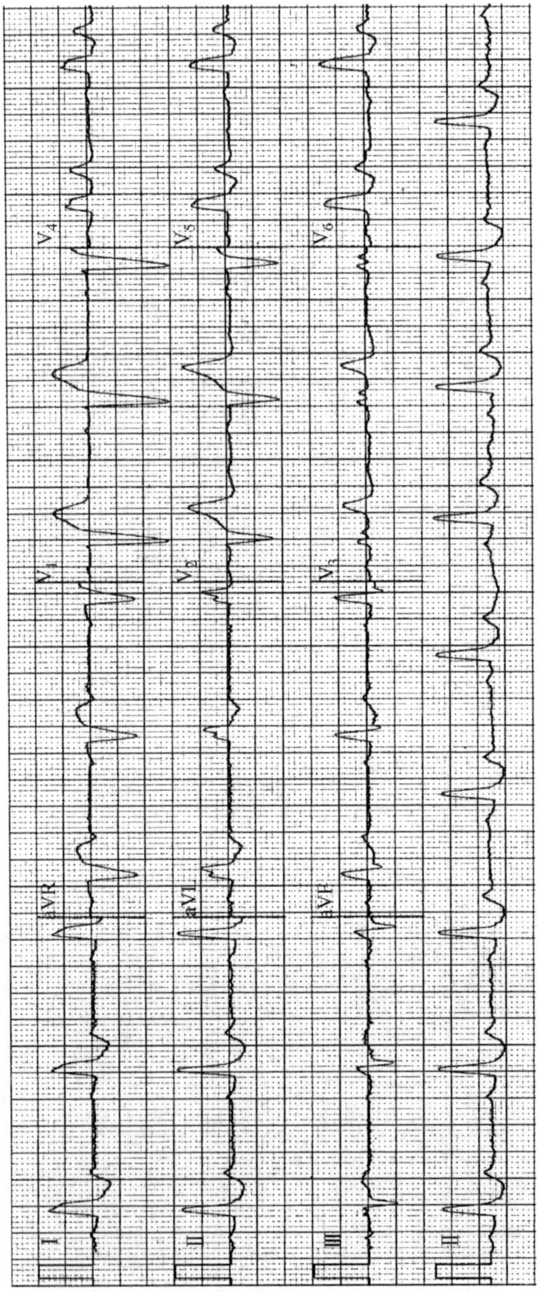

模考图 9-28

A. 左室肥大；B. 右室肥大；C. 完全性右束支传导阻滞；D. 完全性左束支传导阻滞

专题三　综合检测

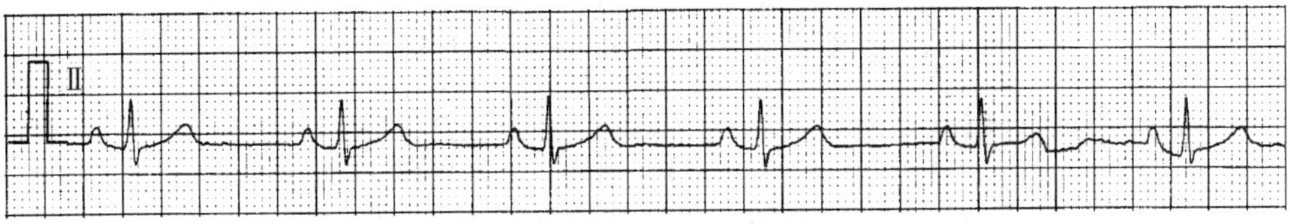

模考图 9-29

A. 房性早搏；B. 窦性心动过速；C. 窦性心动过缓；D. 正常心电图

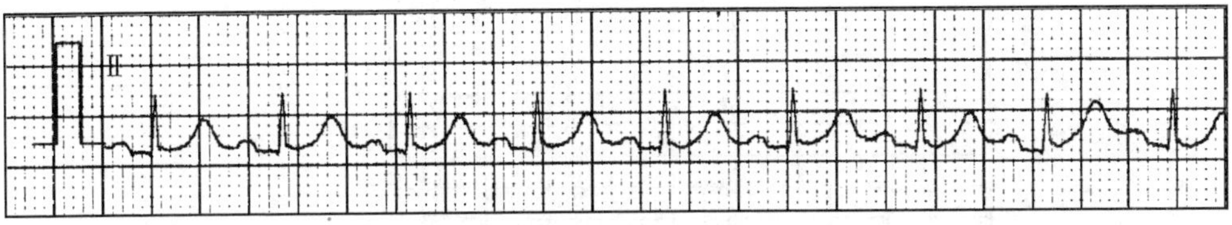

模考图 9-30

A. 窦性心动过速；B. 窦性心动过缓；C. 心房颤动；D. 正常心电图

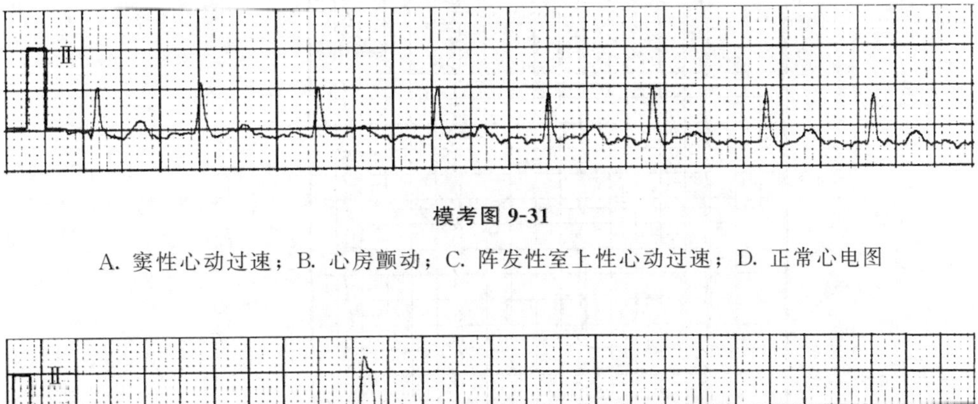

模考图 9-31

A. 窦性心动过速；B. 心房颤动；C. 阵发性室上性心动过速；D. 正常心电图

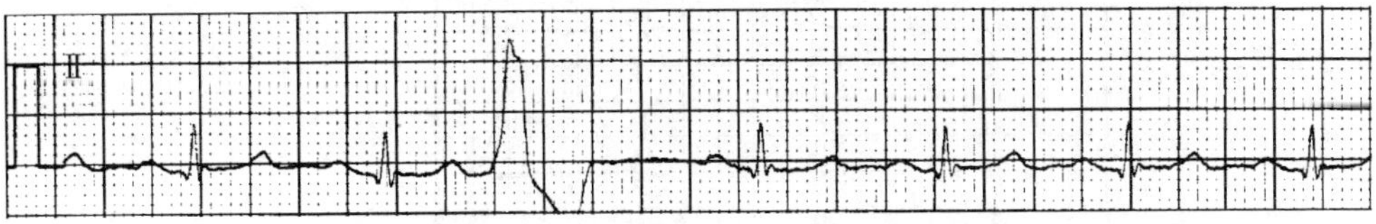

模考图 9-32

A. 房性早搏；B. 室性早搏；C. 心房颤动；D. 急性心肌梗死

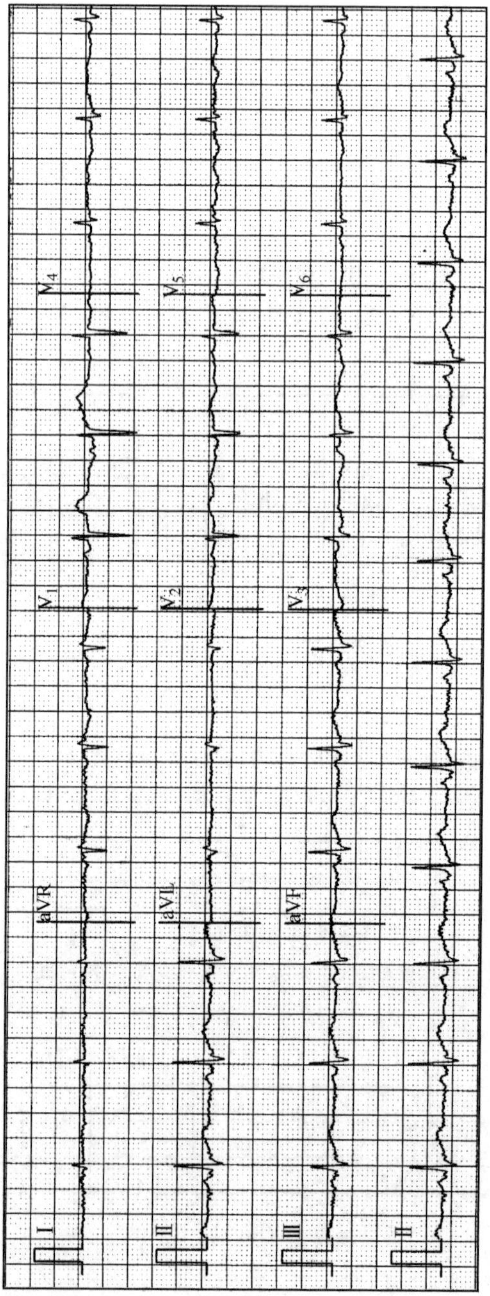

模考图 9-33

A. 心房颤动；B. 正常心电图；C. 广泛前壁、下壁心肌梗死；D. 阵发性室上性心动过速

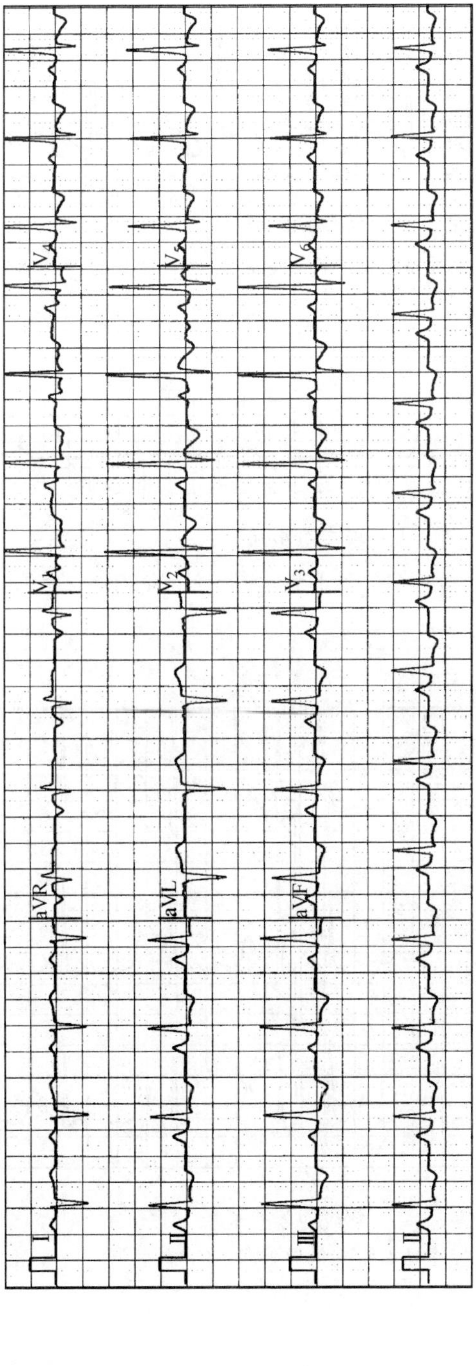

模考图 9-34

A. 左束支传导阻滞；B. 右束支传导阻滞；C. 左室肥大；D. 右室肥大

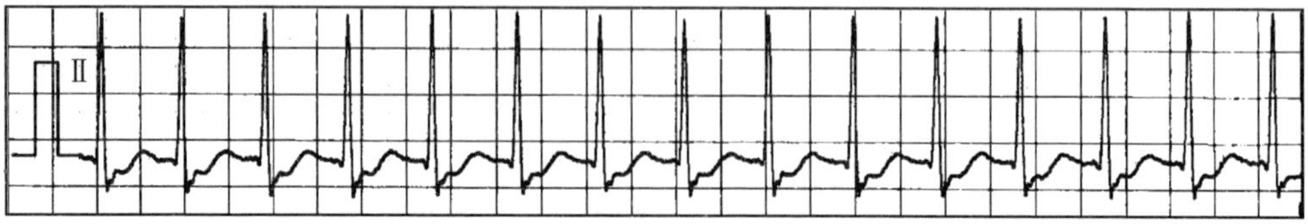

模考图 9-35

A. 窦性心动过速；B. 阵发性室上性心动过速；C. 室性心动过速；D. 正常心电图

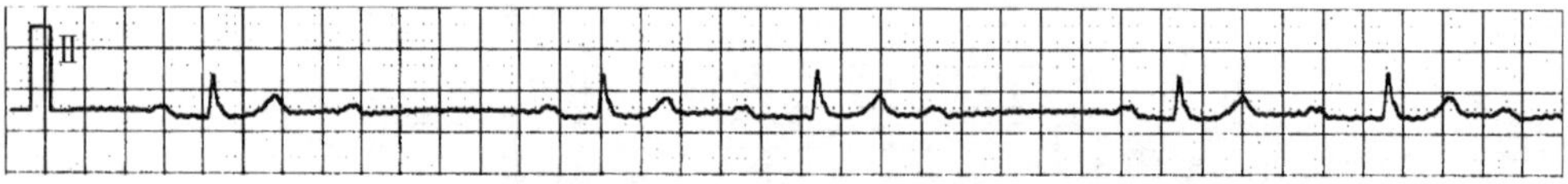

模考图 9-36

A. 心房颤动；B. 窦性心动过缓；C. 二度Ⅰ型房室传导阻滞；D. 二度Ⅱ型房室传导阻滞

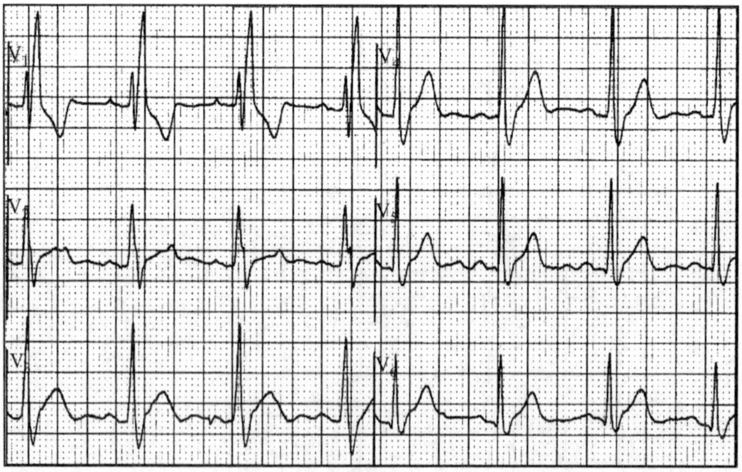

模考图 9-37

A. 急性心肌梗死；B. 完全性右束支传导阻滞；C. 右室肥大；D. 正常心电图

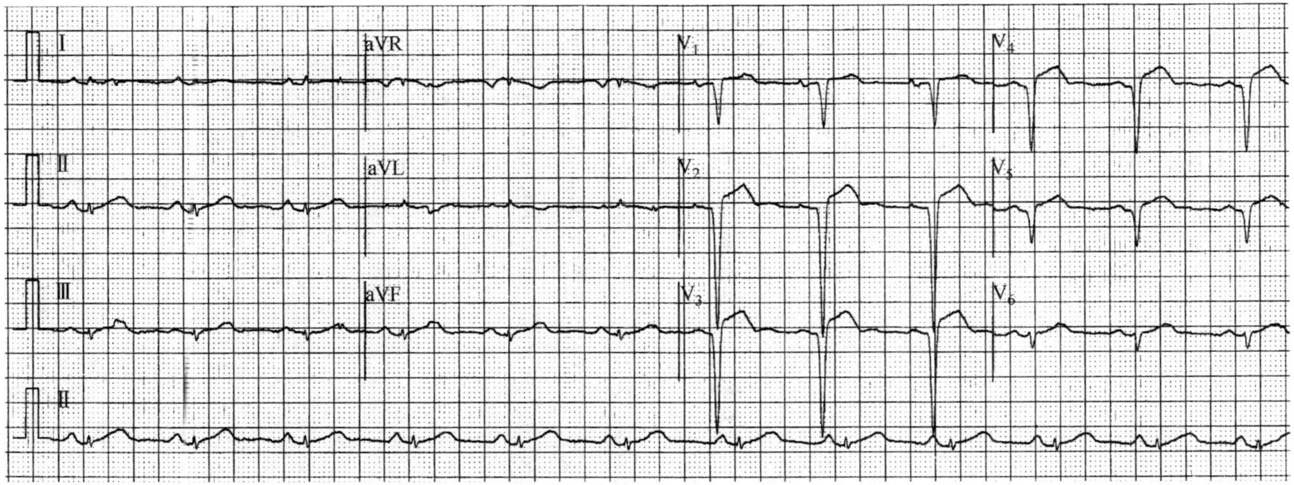

模考图 9-38

A. 急性广泛前壁心肌梗死；B. 急性下壁心肌梗死；C. 左束支传导阻滞；D. 正常心电图

答案解析

单导联心电图检测答案解析

图 9-1　A. 正常心电图

1. 依据：节律齐，心率正常，P-QRS-T 波顺序出现，P 波在Ⅱ导联向上，为窦性。时间正常，电压正常，无病理性 Q 波。

2. 提示：诊断正常心电图，最好用排除法。

图 9-2　B. 窦性心动过速

依据：节律齐，心率快，P 波在Ⅱ导联向上，为窦性。

图 9-3　B. 窦性心动过缓

依据：节律齐，心率慢，P 波在Ⅱ导联向上，为窦性。

图 9-4　C. 二度房室传导阻滞

依据：第 2、4、6 搏后无 QRS 波，第 1、3、5 搏 P-QRS-T 波顺序出现，PR 间期固定。部分 P 后无 QRS，为二度房室传导阻滞。

提示：在 QRS 无脱漏，PR 间期固定时，RR 间期与 PP 间期相等，可用室率代表房率。否则，须分别计算房率与室率。

图 9-5　B. 一度房室传导阻滞

依据：P-QRS-T 波顺序出现，PR 间期固定，大于 0.20s（1 大格）。

图 9-6　C. 心房颤动

1. 依据：QRS 节律绝对不齐，无 P 波，有小颤动波。

2. 提示：心室率慢的图，考虑范围为窦缓，二度、三度房室传导阻滞，慢室率房颤等。

图 9-7　C. 阵发性室上性心动过速

1. 依据：节律齐、心率快（RR 间期小于 2 大格），窄 QRS 波，不见 P 波。

2. 提示：QRS 波节律特快（RR 间期近 2 大格或更小）的图形，多为异位心动过速。诊断窦速应慎重。

图 9-8　C. 房性早搏

依据：提前出现的异常 P 波，且该 PR 间期大于 0.12s（第 6、9 搏）。

图 9-9　C. 房性早搏

1. 依据：提前出现的异常 P 波，且该 PR 间期大于 0.12s（第 7 搏）。

2. 提示：在大纲中无交界性早搏的前提下，见到提前的 P 波，即可诊断房性早搏，无论 P 波向上或向下，PR 间期可忽略不究。

图 9-10　B. 室性早搏

1. 依据：提前出现的宽大畸形的 QRS 波（第 6 搏）。

2. 提示：如果在宽大畸形的 QRS 波前有相关 P 波，应诊断房早（伴室内差异性传导）。

图 9-11　B. 室性早搏

1. 依据：提前出现的宽大畸形的 QRS 波（第 2、4、6、8 搏），为室性早搏二联律。

2. 提示：在判断心律失常时，除判断窦性及室内传导阻滞需要有明确的导联标识外，其他心律失常有无导联标识均不影响诊断，图形的方向正负也无影响。

图 9-12　D. 室性心动过速

依据：节律齐，频率快（小于 2 大格），宽 QRS 波。

图 9-13　B. 心房颤动

1. 依据：QRS 节律绝对不齐，无 P 波，有颤动波。

2. 提示：在心室率快时，房颤波与干扰常不易区分，诊断主要依据 QRS 节律绝对不齐，无 P 波。

图 9-14　D. 心房颤动

依据：QRS 节律绝对不齐，无 P 波，有颤动波。

图 9-15　D. 三度房室传导阻滞

依据：P 波与 QRS 波无关（PR 间期不固定，无规律），

P 波与 QRS 波各自成节律，P 波频率快于 QRS 波频率。

图 9-16　C. 二度Ⅱ型房室传导阻滞

依据：PR 间期固定，部分（第 5 搏）P 波后 QRS 波脱漏。

图 9-17　C. 右束支传导阻滞

依据：宽 QRS 波，V_1 导联呈 rsR′。

图 9-18　D. 左束支传导阻滞

依据：宽 QRS 波，V_1 导联呈 QS，V_5 导联呈粗钝的无 q 宽 R 波。

12 导联心电图检测答案解析

图 9-19　D. 正常心电图

1. 依据：

（1）长导联：节律齐，心率正常，P-QRS-T 波顺序出现，P 波在Ⅱ导联向上，为窦性。P 波、QRS 波、PR 间期时间正常。排除大多心律失常。

（2）十二导联：无病理性 Q 波，排除心肌梗死，V_1、V_6 导联无宽 QRS 波（或形态异常），排除束支传导阻滞，V_5、V_1 导联无高电压，排除左右室肥大。

（3）排除后，得出正常心电图。

2. 提示：如初判断为正常心电图，一定对其余备选答案一一排除。

图 9-20　D. 正常心电图

1. 依据：同图 9-19。

2. 提示：V_1 为 QS 型，可出现于正常人，判断其为病理性 Q 波，应具备：同组的 V_2、V_3 导联也为病理性 Q 波和（或）ST 段弓背向上型抬高。本例 V_1 导联无 ST 段抬高，同组的 V_2、V_3 导联无病理性 Q 波，ST 段为凹面向上的抬高，这种图形常见于正常人。

图 9-21　C. 正常心电图

1. 依据：同图 9-19。

2. 提示：本例Ⅲ导联 QRS 波为 rSR′，非病理性 Q 波，且即使是，单一导联的病理性 Q 波，也不足以诊断心肌梗死。

图 9-22　C. 心肌梗死

依据：Ⅱ、Ⅲ、aVF、V_2～V_6 导联病理性 Q 波，为心肌梗死。（Ⅱ、Ⅲ、aVF 定位为下壁，无 ST 段抬高，为陈旧期。V_2～V_6 定位为广泛前壁，合并 ST 段抬高，为急性期。）

图 9-23　C. 急性广泛前壁心肌梗死

依据：$V_1 \sim V_5$ 导联病理性 Q 波，为心肌梗死。$V_1 \sim V_5$ 定位为广泛前壁，合并 ST 段弓背向上型抬高，为急性期。

图 9-24　A. 急性前间壁心肌梗死

依据：$V_1 \sim V_3$ 导联病理性 Q 波，为心肌梗死。$V_1 \sim V_3$ 定位为前间壁，合并 ST 段弓背向上型抬高，为急性期。

图 9-25　B. 完全性右束支传导阻滞

依据：V_1 导联呈 rsR′为右束支传导阻滞，QRS 波时间≥0.12s，为完全性。

图 9-26　B. 左室肥大

1. 依据：①左室高电压：$R_{V_5} > 2.5mV$，$R_{V_5} + S_{V_1} > 4.0mV$；②$V_5$、$V_6$ 导联 ST 段下移。

2. 提示：在判断左室高电压时，两项标准一项达标即可。

图 9-27　C. 右室肥大

依据：右室高电压：①V_1 导联 R/S≥1，$R_{V_1} + S_{V_5} > 1.05mV$；②$V_1$ 导联 ST 段下移，T 波倒置。

图 9-28　D. 完全性左束支传导阻滞

依据：V_1、V_2 导联呈 rS 型，V_5、V_6 导联呈粗钝的无 q 宽 R 波，为左束支传导阻滞。QRS 波时间≥0.12s，为完全性。

综合检测答案

图 9-29　C. 窦性心动过缓　　图 9-30　A. 窦性心动过速

图 9-31　B. 心房颤动　　图 9-32　B. 室性早搏

图 9-33　B. 正常心电图　　图 9-34　D. 右室肥大

图 9-35　B. 阵发性室上性心动过速

图 9-36　C. 二度Ⅰ型房室传导阻滞

图 9-37　B. 完全性右束支传导阻滞

图 9-38　A. 急性广泛前壁心肌梗死